保健統計・疫学

元国立公衆衛生院 部長 **福富和夫** 著

藤田医科大学 名誉教授 **橋本修二**

南 山 堂

改訂7版の序

　人にはいろいろな個人差がある．ある地区に居住する集団を考えてみよう．そこには様々な年齢の男女が生活し，体格，体力も一人ひとり違う．世帯の生活様式，生活水準も異なる．保健統計学と疫学はこのような集団を対象に健康の課題を取り上げ，絡み合った要因を解きほぐして健康水準を高める対策を探ることを目的としている．ヘルスサイエンスに係わる者にとって，その方法と課題を学ぶことはとくに大切といえる．

　本書は，保健統計学と疫学の基礎を解説した教科書である．4部から構成され，第Ⅰ部の「保健統計とその見方」では各種の保健統計の概要，統計を読む際の諸注意，保健指標の性格と意味，既存統計資料の簡単な解析法（とくに図表現）を説明している．第Ⅱ部の「データ収集と記述的解析」では，統計調査法と調査票作成，質的データのクロス集計ならびに数量データの記述的解析のねらいと技法についての習得を目指している．第Ⅲ部の「統計的推論」では確率や理論分布の基礎，区間推定ならびに仮説検定の概念の理解に重点を置くとともに，保健統計学と疫学の分野で適用頻度の高いSMRの検定，生存時間分析などの実際的技法を取り上げている．第Ⅳ部の「疫学的方法」では疫学の基本概念や用語の解説，疫学独特のデータ収集法や解析法を解説している．本書では感染症，生活習慣病，環境汚染による疾患などの各論には触れないが，重要な実例はできるだけ取り上げるよう考慮している．

　保健統計学と疫学は実際問題を解決する応用科学で，意味のある解釈を試みることが基本的である．本書もできる限り実際のデータを素材に，方法と一体化させて解釈するように心掛けている．以下の点を考慮されると一層効果的に学習できよう．

　1. 本書は4部で構成されているが，各部独立して学習できるように工夫しており，必要に応じて参照すべき頁を（→○○頁）で示している．

　2. 指標の計算や図表作成のために練習用データを巻末に載せてあるが，さ

らに，「国民衛生の動向」（厚生労働統計協会発行）などの最新の統計資料を利用することを薦めたい．

3．文中，主要な技術用語を太字で示し，定義，意味について簡潔に説明してある．索引を引き保健統計学と疫学の用語集として活用することができる．外国語の索引には略語のフルスペリングも示している．

4．計算練習，図表作成は，技術の習得のみならず，指標や特性値の性格を理解する上で大切であり，できるだけ演習を行うことを薦める．

改訂にあたっては，学問の進歩，社会の動向，教育の課題への対応に心がけ，ヘルスサイエンスに係わる教育課程モデルコアカリキュラムや国家試験の出題基準に配慮している．2019年末より，新型コロナウイルス感染症が世界的に流行し，流行状況や予防対策に注目が集まっている．今回の主な改訂としては，第Ⅳ部に「感染症疫学」の節と「新型コロナウイルス感染症と疫学研究デザイン」のコラムを新たに加えた．また，データベースの構築と利用の拡大が進んでおり，保健統計への利用も例外ではない．保健統計の変更状況に合わせるとともに，全般的に統計データを更新した．

本書の刊行にあたって終始お世話頂いた南山堂関係者の皆様に厚く御礼申し上げる．

本書は1990年に「保健統計」として刊行し，1995年には疫学方法論の内容を加え，「保健統計・疫学」と書名を改めた．構想から細部に至るまで，福富和夫先生と私が議論しながら作り上げてきた．4版企画後まもなく福富先生が逝去された．その後の改訂より，私が編集を担当したが，福富先生の意思を受け継ぎ，保健統計学と疫学の基礎を実例で学べる教科書として育てていきたい．

最後に，福富先生のご冥福を心よりお祈り申し上げる．

2023年6月

橋 本 修 二

目 次

第Ⅱ部

データ収集と記述的解析 ……………………………………………… 75

第Ⅲ部

統計的推論 ··113

第Ⅳ部

疫学的方法 ･･ 155

付 ─────────────────────────

第 I 部

保健統計とその見方

第 I 部では，既存統計資料の利用の仕方について説明する．人口動態統計，患者調査などの主要な保健統計のデータを素材に，統計を読む際の視点，用語の定義，統計に含まれる各種の誤差など様々な注意点を示す．また，統計から有用な情報を取り出して表示する方法として，保健指標の算定や統計図表の作成について解説する．

1 統計資料の見方（1）— 乳児死亡率の年次推移

　現代は情報化の時代といわれるように，われわれの周辺には大量の情報が氾濫している．公衆衛生や医学の分野でも様々な情報が入手できるようになったが，これら情報を有効に利用するには，視点を明確にすること，データの性格を理解することが大切である．手始めとして乳児死亡率の推移をみてみよう．

　表1は1970〜1987年までのわが国における乳児死亡率の年次推移を表したもので，人口動態統計（→10頁）に基づいている．乳児死亡率は，母子保健のみならず公衆衛生一般の水準を示す保健指標の一つに挙げられているが，とくに公衆衛生対策の評価に際しては，総死亡率のようなものに比べ，ごく短期間に効果が現れることから重視されている．

　乳児死亡率はある期間内（通常は1年）に発生した乳児死亡（生後1年未満の死亡）の件数を同期間内の出生数で割った比として，次のように定義される．

$$乳児死亡率 = \frac{乳児死亡数}{出生数} \times 1,000$$

ここで，乳児死亡数を出生数で割るのは規模の異なる集団間で比較ができるように出生数をそろえるためである．1,000を乗ずるのは単に数値をみやすくするために過ぎない．

　表から乳児死亡の生ずる傾向は，年とともに一貫して減少しつつあることがわかる．このような統計の見方を**年次推移**の観察という．年次推移は図1のような**線図表**（**折れ線グラフ**ともいう）に表すと，一層，**傾向**（トレンドという）が明らかになる．

　図1には全国の乳児死亡率の他，ある小地域（例は人口が約5万，出生数が年350件程度）における乳児死亡率についても示してある．全国値のほうは，ほぼなめらかな動きであるのに対し，小地域の値は激しく変動していることがわかる．これは小地域の乳児死亡数（死亡率ではない）が少ないため偶然に生ずる変動に大きく左右されるからであり，個々のピークに特別の意味があるわけではない．

表 1. 乳児死亡率（出生千対）の推移— 全国と小地域

	全　国	小地域
1970	13.1	9.3
71	12.4	7.2
72	11.7	8.6
73	11.3	10.9
74	10.8	12.3
75	10.0	13.0
76	9.3	5.0
77	8.9	5.2
78	8.4	5.3
79	7.9	6.2
1980	7.5	10.8
81	7.1	7.0
82	6.6	2.5
83	6.2	4.6
84	6.0	4.9
85	5.5	5.5
86	5.2	—
87	5.0	5.6

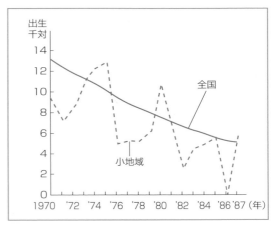

図 1. 乳児死亡率の年次推移
— 全国（実線）と小地域（点線）

このような変動を**偶然変動**という．この図では，それでも減少傾向にあることを読み取ることができる．何らかの方法により偶然変動を取り除くことができれば，一層明確にその傾向を示すことができる．移動平均法はその最も簡単な方法だが，これについては後述する（→ 58 頁）．統計解析の狙いの一つは，偶然変動を除去して隠されている有用な情報を取り出すことにある，といえる．

　一般に統計値の経時的な推移を観察する視点は，①傾向を読み取る，②偶然変動の程度を知る，③周期的な変動，とくに，季節変動を調べる（→ 56 頁），④急激な変化を調べる（→ 54 頁），などがある．

🖊 演習

「統計資料の見方」の 3 つの節を参照して，乳児死亡率について，最近の年次推移，都道府県分布，関連要因別の比較をグラフに画き，その傾向を観察してみよう．都道府県白地図が付図 1（→ 218 頁）にある．データとして，人口動態統計や「国民衛生の動向」（厚生労働統計協会発行）が利用できる（→ 9 頁）．

2　統計資料の見方（2）— 乳児死亡率の地域分布

　統計値を地図の上に画いて，地域分布の状況を表したものを**統計地図**という．図2は都道府県の乳児死亡率の地域分布を示したものである．死亡率のような数値で統計地図を画くとき，階級分類することになる．まず，階級の個数を決め，次に階級を設定する．階級数が少なすぎると地域差が十分に表現できないし，多すぎると図を描くのが煩雑になる．図2では乳児死亡率の値を5つの階級に分けている．（a）の1955年の場合，同年乳児死亡率の全国値39.8（出生千対）に対し，その約1.3倍，すなわち，52.0以上の値の地域を第1階級とし，次に1.1〜1.3倍の44.0〜51.9を第2階級に，以下，図のような等間隔の区分に分類した．（b）の1987年の場合，同年の全国値5.0を基準にその1.3倍以上を第1階級，1.1〜1.3倍を第2階級に，同様に分類した．

　統計地図を画く際には，**ハッチング**（陰影）の付け方に注意する．統計値の階級順に濃淡を表すとみやすいだろう．ここでは，乳児死亡率の高率地域が最も濃く，率が低くなるほど薄くなっている．2つの図より，1955年の時点では，東北，北陸地方で乳児死亡率が高く，九州地方で比較的低かったが，1987年になると全体的に低下するとともに，地域差も縮小していることが読み取れる．

　一般に地域分布を観察する視点は，①大域的傾向，たとえば，東日本と西日本，表日本と裏日本，海岸部と山間部などの比較，②いくつかの隣接した高率地域の集積（地域集積性．市町村単位など小地域の観察で重要），③孤立した高率地域の発見，④全体的な地域格差の程度の把握，⑤他の関連要因，たとえば，人口密度，食習慣などとの関連を考慮した観察，がある．①〜④が記述疫学的な観察，⑤は要因分析的な観察といえる．市町村など小地域の場合，指標値の偶然変動がかなり大きいこともあるので注意しなければならない．前記②の地域集積性の観察のように，隣接したいくつかの地域が高率を示した場合，これが偶然に生ずる可能性が高いとは考えにくいだろうが，③の孤立した高率地域の発見に際しては有意性の検定を行い，その偶然の度合いを調べる必要があろう．

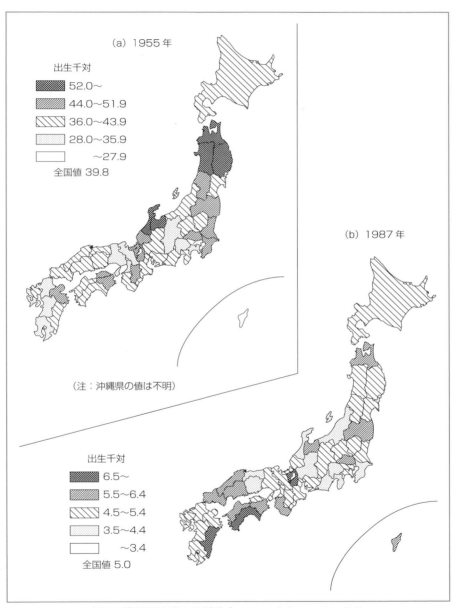

図 2. 乳児死亡率の地域分布 ― 1955 年と 1987 年の比較

3　統計資料の見方 (3)－関連要因別にみた乳児死亡率の比較

　統計値がどのように要因と関連するか，常に視点を明らかにして統計資料をみることが大切である．たとえば，乳児死亡率は，性別，世帯の種類，都市と郡部などの間で差がみられることはよく知られている．

　図3は男児と女児の乳児死亡率を棒図表に表したもので，男児のほうの値が女児のそれに比し，高いことがわかる．世間でいう "男児よりも女児のほうが育てやすい" というのは，統計からみても正しいといえる．図4は世帯業態別にみた乳児死亡率の比較である．ここで常用勤労者世帯 (I) とは従事者が99人以下の企業・個人商店などの勤労者世帯，常用勤労者世帯 (II) とは100人以上の企業の勤労者世帯と会社団体役員の世帯をいう．「その他」世帯は臨時雇，日雇を含む．これらの図では，乳児死亡率を**棒図表**（棒グラフともいう）で比較している．一般に，統計値の大きさをいくつかの分類区分（層やカテゴリー）で比較するとき棒図表を用いる．このとき，分類区分を並べる順序に意味があってもなくても使用してよい．これに対し，線図表（→2頁）は並べる順序に意味のある場合に用いる．

　図5は乳児死亡の主な原因について，それらが占める割合を円図表に表したものである．**円図表**は内訳を示すのに用いられる．この図から乳児死亡の第一の原因である「先天奇形等」が全体の約1/3を占め，以下，「呼吸障害及び心血管障害」，「乳幼児突然死症候群」，「不慮の事故」がこれに続く．円図表はパイグラフともいうが，円盤状のパイの取り分を模したものだからである．

　乳児死亡とは生後1歳未満のものを指すが，このうち，4週間未満のものを新生児死亡，1週間未満のものを早期新生児死亡といい，それぞれ出生数1,000に対する比を**新生児死亡率**，**早期新生児死亡率**という．いずれも乳児死亡率と並んで母子保健の水準を示す重要な指標である．

　また，乳児死亡に占める新生児死亡の割合も重要な指標である．図6はこの割合の1950〜1970年における推移を**帯図表**（帯グラフともいう）で表したもので，

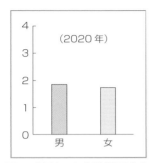

図3. 性別にみた乳児死亡率
（出生千対）

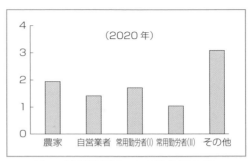

図4. 世帯業態別にみた乳児死亡率
（出生千対）

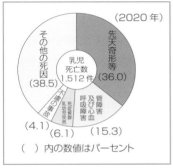

図5. 乳児死亡の原因の内訳

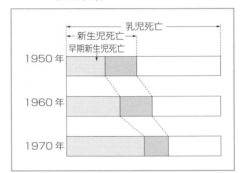

図6. 乳児死亡に対する早期新生児死亡，新生児死亡各割合の推移

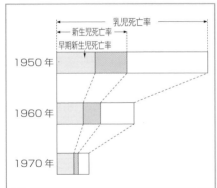

図7. 早期新生児死亡率，新生児死亡率と乳児死亡率の推移

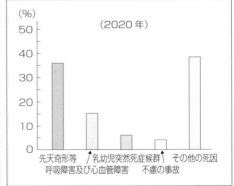

図8. 乳児死亡の原因の内訳
— 棒図表による

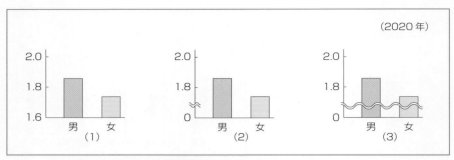

図9. 性別にみた乳児死亡率 — 目盛を変更またはカットを入れた図

　この間に新生児死亡，とくに早期新生児死亡の占める割合が急増したことがわか
る．これは生後4週以降の乳児死亡の主な原因であった感染症死亡が保健医療の
進歩により著しく減少したのに対し，新生児死亡の原因には分娩時の異常や先天
奇形など対応の困難なものが多かったためと考えられる．図6のように，いくつ
かの集団間（ここでは年次間）で内訳を比較するには帯図表が便利である．一方，
単一の集団の内訳には円図表も用いる．

　内訳付き棒図表も基本的な図表である．図7は，図6の帯図表で示した乳児死
亡の推移を内訳付き棒図表に表したものである．乳児死亡率の著しい減少傾向と
ともに，主に生後4週以降の死亡の減少によることが明確に示されている．

　誤った印象を与える図表は避けなければならない．図9（1）は図3の乳児死
亡率の性差が目立つように縦軸の中途から画いたものだが，これでは倍程度の違
いがあるかのような印象を与える．棒図表は柱を基線（零線）から立てるのが原
則である．（2）のように縦軸の目盛りにカットを入れるのも適切とはいえない．
（3）のように，縦軸，柱ともにカットを入れるべきである．一方，線図表では目
盛りを中途から付けても，縦軸のみにカットを入れてもよい（→38頁の図27を
参照）．統計値の傾向，パターンなどを重点的に示すものだからである．

　図8は図5の円図表（乳児死亡の原因の内訳）を棒図表に表したものである．
これでは一目で内訳とはわからない．内訳はある部分が増加すれば，他の部分は
縮小するが，棒図表は他に影響を与えずに増減できるからである．

コラム　統計資料の利用

　社会の情報基盤として，統計資料の二次的利用の体制が整備されている．**二次的利用**とは元々の目的以外での利用を指す．保健統計の集計結果の概要は「厚生労働統計一覧（https://www.mhlw.go.jp/toukei/itiran/）」に，詳細な集計表は「政府統計の総合窓口（https://www.e-stat.go.jp）」に公開されている．そのデータはインターネットを介してファイルにダウンロードし，EXCELなどのソフトでそのまま使用できる．この方法によって，通常，利用目的に必要なデータを得ることができる．

　演習として，「厚生労働統計一覧」から人口動態調査，国民生活基礎調査，患者調査の集計結果の概要をみてみよう．「政府統計の総合窓口」からその集計表データをダウンロードしてみよう．さらに，死因分類別死亡率，各症状の有訴者率，傷病分類別の受療率について，年次推移，都道府県分布，関連要因別の比較をグラフに画き，その傾向を観察してみよう．

　高度な利用目的のために，オーダーメード集計と匿名データの提供がある．オーダーメード集計とは，利用者が集計方法を指定し，国の担当部局がその方法に従って集計し，その集計結果表を受け取ることをいう．匿名データの提供とは，匿名化された個票データを国の担当部局から提供を受けて，利用者が集計することをいう．いずれも国の担当部局に一定の手続に従って申請すれば，特別な条件がなくとも，教育と研究に広く利用できる．現時点では，利用可能な統計と作成可能な集計表がかなり限定され，手数料がかかる．今後の利用拡大に伴って，利用性が高まることが期待される（「統計情報をご利用の方へ（https://www.mhlw.go.jp/toukei/goriyou/）」を参照）．

　利用目的としては，①対象集団の大きさの把握（人口，患者数，要介護者数），②対象集団の特性の把握（老年人口割合，結核有病率，1日当たり食塩摂取量），③統計的規則性・関連性（食習慣と疾病，喫煙と肺がん），④予測（将来推計人口，HIV罹患数の予測），⑤統計的管理（大気質基準による環境管理，肥満指標を用いた集団の健康管理），⑥評価指標の作成（豊かさ指標，地域保健指標）などがある．いずれもしても，統計資料の利用にあたって，その目的を具体的に明確にしておくことが肝要であろう．

4　人口動態統計 ― 代表的な業務統計

　乳児死亡数や出生数が人口動態統計に基づくことはすでに述べた．統計資料を読む際，統計データがいかなる経路を経て収集され，どのように統計が作成されるか，おおよそのところを知っておく必要がある．

　わが国の**人口動態統計**は，出生届，死亡届，死産届，婚姻届，離婚届の5種類の届書にある情報を集計して作られる．統計の元となる調査を人口動態調査と呼ぶ．出生を例にとると，子どもが生まれた場合，確認した医師あるいは助産師が発行する出生証明書を添えて，2週間以内に市区町村長に届けることとされている．市区町村役場で届書に基づいて人口動態調査出生票を作成し，管轄区域の保健所に送付する．保健所では毎月の分を取りまとめ，都道府県を経て厚生労働省（所轄は政策統括官（統計・情報政策担当））に送付する．図10は，これら情報の流れを画いたものである．

　今日では，人口動態調査票はマークシート用紙になっており，ただちにコンピュータに入力され集計される．入力される主な情報は，児の性別，生年月日（時刻まで），住所，父母の年齢，世帯の業態，出生時体重，出生の施設，妊娠週数，出生順位などである．その結果は各月分は「人口動態統計月報（概数）」として，年間分は「○○年人口動態統計」として報告されている．死亡，死産については，それぞれ死亡診断書，死産証書を添えて，1週間以内に届けることとされている点を除けば，データの収集過程は変わらない．婚姻，離婚についてもほぼ同様である．

　この統計は戸籍への登録あるいは抹消という業務を通して作られる，いわゆる**業務統計**と呼ばれるものである．統計の作成を第一義にデータ収集を行う**調査統計**（→ 14頁）ではない．実際，死亡届は市区町村の戸籍係から法務省に送付され保管される．業務統計の特徴は調査統計に比べ，データ収集段階の費用がはるかに少なくて済む上，調査実施に伴う厄介な問題も少ないなど利点もあるが，一方，データ収集の際に様々な非標本誤差（→ 24頁）の入る可能性もある．

　人口動態統計は対象となる事象（出生，死亡など）のすべてについて集計され

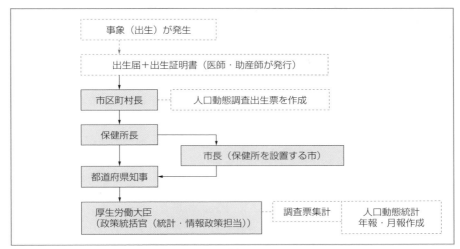

図 10. 人口動態調査の情報の流れ図 — 出生届の例

る統計である．このようなデータの集まりを**全数データ**と呼ぶ．しかしながら，実際問題として対象を完全に数え上げることは不可能に近い．対象のうち把握できた割合が高いとき，**完全性**が高いという．人口動態統計も届出がなされなければデータとして挙がってこないが，届出漏れを直接調べる方法はない．ただ，その場合は戸籍へ登録されないゆえ，日常生活に支障をきたすことにもなる．近年では，人口動態統計の完全性はかなり高いとみてよい．

　また，次年度以降に届出がされる「届出遅れ」の問題もある．しかし，2020年では，出生の届出遅れは447件，死亡では1,590件で，それぞれ全データの0.05 %，0.12 %程度に過ぎず，統計を読む際にこれらが問題になることはあまりないだろう．

✍ 演　習

人口動態統計の基礎になる出生届や死亡届の提出を怠ると，いろいろ日常生活に支障をきたすことがある．どのような不都合を生ずることがあるのか考えてみよう．また，死産届の場合はどうであろうか．

5　感染症発生動向調査 — サーベイランスとモニタリング

　「感染症の予防及び感染症の患者に対する医療に関する法律」(略して, 感染症法という) が 1999 年 4 月から施行され, 一部の改正を経て 1 ～ 5 類感染症, 指定感染症と新感染症が定められている (→ 204 頁). 1 類感染症はエボラ出血熱などの危険性が極めて高い疾患, 2 類感染症は急性灰白髄炎や結核などの危険性の高い疾患である. 3 類感染症は腸管出血性大腸菌感染症などの疾患で, 飲食関係の就業者から集団発生を起こしうる. 4 類感染症はウエストナイル熱などの動物などを介して感染するものである. いずれの疾患も 1 例の発生でも予防対策の対象となることから, 患者あるいは死体を発見した医師は氏名や住所を含めて, ただちに所管の保健所長を経由して都道府県知事に届出しなければならない.

　5 類感染症は発生動向を把握すべき感染症である. 後天性免疫不全症候群 (エイズ) などの患者の少ない疾患は全数が把握対象である. 診断した医師から 7 日以内に (一部の疾患はただちに), 患者の性別と年齢, 症状, 診断の方法と年月日, 感染の原因・経路・地域などが届出される. インフルエンザなどの患者の多い疾患は指定された一部の医療機関 (**患者定点**) から届出される. 患者定点は対象疾患によりインフルエンザ定点 (2023 年 5 月 8 日からインフルエンザ／新型コロナウイルス感染症定点), 小児科定点, 眼科定点, 性感染症定点と基幹定点に大別される. 性感染症定点と基幹定点の一部の疾患では毎月に, それ以外の疾患では毎週に, 性と年齢階級別の患者数 (一部の疾患では患者単位) が届出される.

　患者の一部について, 医療機関から検体 (咽頭ぬぐい液, 血液など) が集められ, 病原体検査が実施される. インフルエンザでは A 型と B 型, A 型の亜型などのウイルスの種類である. 病原体検査結果は対策立案の重要な基礎資料となる.

　感染症発生動向調査に 1 ～ 5 類感染症のすべての届出情報が集められる. 図 11 はインフルエンザ患者の定点当たり 1 週間の報告数である. インフルエンザには季節変動があり, 1 月頃をピークとする山になる. 図から, 毎年, ピークの 1 週間には, 全国のインフルエンザ定点 (約 3,000 の小児科と約 2,000 の内科)

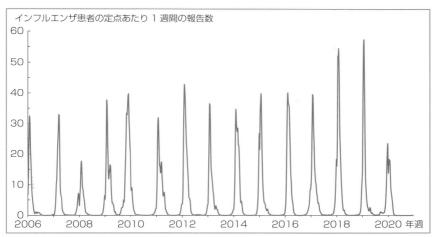

図 11. インフルエンザ患者の定点当たり報告数

を平均 40 人前後の患者が受療している．これより，1 週間における全国のすべ
ての受療患者数が 100 万人以上と見積もられる．2009 年秋から 2010 年に大きな
山がみられるが，これは，新型インフルエンザの流行である．従来と異なる種類
のウイルスのために，ほとんどの人の免疫が十分でなく，世界的に大きな流行（**パ
ンデミック**または**汎流行**という）となったといわれている．

　一般に，情報を定期的，継続的に収集するシステムを**モニタリング・システム**
という．感染症発生動向調査では情報移送にオンライン方式が採用されている．
医師から保健所に届出された情報は，通信回線により都道府県の地方感染症情報
センター，厚生労働省と国立感染症研究所の中央感染症情報センターに集められ
る．集計された全国情報は通信回線を通じて地方感染症情報センター，保健所に
伝えられ，そこから各医療機関へ還元される．モニタリング・システムであって，
さらに緊急事態の発生が察知された場合に対応する体制を含んだものを**サーベイ
ランス・システム**（監視体制）という．感染症発生動向調査からはサーベイラン
ス・システムとして，随時，様々な情報が発信される．各保健所に対して，1 週
間におけるインフルエンザ患者の定点当たり報告数が一定値を超えたとき，警報
または注意報が出され，流行発生の注意喚起が迅速になされている．

6 国勢調査 — 代表的な全数調査

　国勢調査は全国の在住者を対象に人口を数え上げる大規模な調査で，1920年に第1回が行われ，その後はほぼ5年ごとの10月1日に実施されている．**人口静態統計**とは一時点の人口を表す統計の総称であるが，国勢調査を指すこともある．国勢調査では，全対象を調査する．このような調査を**全数調査**という．

　調査の方法は，全国を約50世帯を一単位とする調査区に分け，調査区ごとに担当した調査員が調査票の配布，回収，審査（空白回答のチェックなど）を行う．2020年ではインターネットを介した回答（→ 85頁）が併用されている．調査の重複を避けるため，3か月以上そこに在住する者を対象とするように定められている．調査項目は個人と世帯に関するものがある．個人に関する項目は性，出生年月，婚姻状態，住所，国籍，学歴，就業状態，職業など，世帯に関する項目は世帯の種類，世帯人数，住居の種類などである．

　国勢調査に基づく人口を**国勢調査人口**という．国勢調査実施年以外の人口は，国勢調査人口をもとに人口動態統計の出生数と死亡数を用いて推計される．これを**推計人口**という．人口を把握する情報源として住民基本台帳もある．これより得られる人口は住民登録された者で，対象も日本国籍を有する者に限られる．日本人のみを比較しても，住民登録人口は国勢調査人口よりもやや少ないのが普通である．国勢調査人口が調査統計に対し，住民登録人口は業務統計といえる．

　人口に関する統計を人口統計と呼ぶ．人口統計でとくに重要なものは，人口の年齢構成である．これを示す良い方法は**人口ピラミッド**を画くことである．縦に年齢，横に人口を取り，左は男子人口，右は女子人口を表す．図12は，2020年の国勢調査から得られたわが国の人口ピラミッドである．ほぼ左右対称であるが，高齢層で男子のほうが細い．これは本質的な死亡率の性差によるが，戦争の影響も無視できない．また，男女とも71 ～ 73歳と46 ～ 49歳に突出がみられるが，これは第1次と第2次のベビーブームを示している．図13は人口ピラミッドの型を示しており，（a）はピラミッド型で多産多死の集団，（c）は少産少死に移行

した集団，（b）は釣鐘型で中間のもの，である．過去を振り返ると，先進国で死亡率の低下が始まるのは 1800 年頃からであるが，出生率が低下するのは 1900 年以降のことで，この間の多産少死が急激な人口増加をもたらす結果を起こしている．多産多死から少産少死へと移行する過程を**人口転換**という．

　人口の年齢構成は人口指標で表現される．年齢を 0 ～ 14 歳，15 ～ 64 歳，65 歳以上に 3 区分し，それぞれの人口を年少人口，生産年齢人口，老年人口といい，年少人口と老年人口の和を従属人口という．それぞれの全人口に対する割合を，**年少人口割合**，**生産年齢人口割合**，**老年人口割合**，**従属人口割合**と呼ぶ．老年人口割合は人口の高齢化をみる指標として，とくに重要である．わが国では 1950 年に 4.9 ％であった老年人口割合が 2020 年には 28.6 ％に増大し，近々には 30.0 ％に達すると予測されている．また，生産年齢人口に対する比を，年少人口指数，老年人口指数，従属人口指数という．2020 年 の 従 属 人 口 指 数 は 68.0 ％で，100 人の生産年齢者が 68.0 人の従属者を負担していることを意味する．老年人口を年少人口で割り 100 を乗じたものを**老年化指数**という．わが国 で は 1997 年 か ら 100 を，2014 年から 200 を超えている．

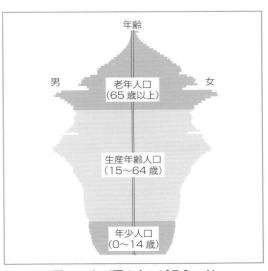

図 12. わが国の人口ピラミッド
― 2020 年国勢調査人口

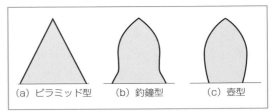

図 13. 様々な人口ピラミッド

7 患者調査 — 大規模な標本調査

　患者調査は医療機関を対象に，入院ならびに外来の患者数を調査するものである．医療機関は病院，一般診療所，歯科診療所に分けられる．この調査は，ある1日（10月の中旬）に，全医療機関で診療を受けたすべての患者数を調査するもので，これを一日患者数と呼ぶ．医療機関を利用していても，調査当日に来院しなかった患者は，含まれないことを注意しておこう．

　実際に調査対象となる機関は，全体より無作為に選ばれる．これを**無作為抽出**という．全対象から一部を無作為抽出して調査する方式を**標本調査**といい，抽出された対象の集まりを**標本**と呼ぶ．標本調査は対象の一部のみを調査するものゆえ，調査に必要な費用，人員，期間（報告書作成までの）を大幅に節約できるが，一方，その結果には抽出された標本のもつ偶然性の誤差が含まれることになる．この誤差を**標本誤差**という．**標本の大きさ**（抽出された対象の個数で，**標本サイズ**ともいう）を大きくすることにより，標本誤差を小さくすることができる．また，その大きさは確率論を用いて推定できる．したがって標本調査計画では，許容できる誤差の大きさと予算規模を勘案して標本サイズを決定する．

　患者調査では各医療機関が抽出単位となる．仮に500床を超える大病院も，診療所も，同じ確率で抽出すると，たまたま標本に診療所が多く含まれれば，全国患者数は少なく推定され，病院が多く含まれれば，その逆になる．実際は，病院と診療所に分け，病院を病床数の規模に分けて，各層から一定の割合で抽出している（**層別抽出**という）．このほうが推定値の精度が良いのは明らかであろう．

　1953年以降，患者調査は毎年，7月の第2水曜日に病院の10％，診療所の1％を抽出して実施されてきたが，1984年からは3年ごとに変更されるに伴い，調査規模（標本サイズ）が拡大され，都道府県別の患者数も推計されるようになった．図14は1955〜2020年の一日患者数の推移を入院，外来別に示している．この図より，医療保険制度が普及し始めた1960年ごろから患者数が急増していることがわかる．1971，1972年に外来の患者数が急減しているが，前者は同年

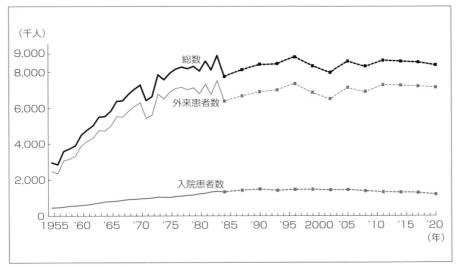

図 14. 一日患者数の推移 ― 患者調査による

に行われた"保険医総辞退"の期間に調査日が含まれたこと，後者は調査当日が
全国的な悪天候にみまわれたことによる落ち込みである．1984 年の患者数低下
は，同年，勤労者医療保険制度が一部改正され，被保険者本人の医療費の 1 割負
担が導入された直後に調査日があたったこと，また，調査日が 7 月から 10 月に
変更された影響などによるものと思われる．

　2011 年 3 月 11 日の東日本大震災は甚大な被害をもたらした．保健統計への影
響も大きく，統計値の観察にあたって注意を要することもある．同年の患者調査
は宮城県の一部と福島県を調査対象に含まず，一日患者数も含んでいない．その
過小評価は数％程度と見積もられ，それほど大きいものではない．

　一日患者数と別に，ある 1 日に，医師の診療下にある患者（その日に医療機関
を訪問しなくても）の総数を**総患者数**といい，患者調査結果より，外来の再診患
者の診療間隔を考慮して推計される．2020 年の循環器系の疾患では，再診患者
の平均診療間隔が 30 日から，一日患者数の 102 万人に対し，総患者数はその約
20 倍である．同年に推計方法が改訂され，以前よりも推計値が大きくなっている．

8 国民生活基礎調査 — 大規模な世帯面調査

　全国の世帯を対象とする標本調査に，**国民生活基礎調査**がある．3年に1回の大規模調査と中間年に実施される小規模調査からなる．大規模調査では世帯票，健康票，所得票，貯蓄票，介護票の5つの調査票が用いられる．2019年では約30万世帯（世帯人員約72万人）が無作為抽出され，世帯票と健康票はその全世帯に，介護票は約半分の世帯の要介護者と要支援者（→33頁）に対して，保健所の協力を得て調査された．所得票と貯蓄票はその中の約3万世帯を選んで，福祉事務所の協力を得て調査された．なお，小規模調査では，約6万世帯で世帯票を，約9千世帯で所得票を調査している．

　調査項目としては，世帯票では世帯員の基本属性（続柄，性，出生年月），1か月の家計支出，医療保険や公的年金などで，いずれも行政当局にとって重要な基本情報である．健康票では自覚症状，通院状況，日常生活への影響，悩みやストレスの状況，健康意識，喫煙習慣，健診や人間ドックの受診状況などで，居宅者の保健行動に関する情報が多く含まれている．介護票には要介護度，介護者数，介護時間，介護サービスの内容などがあり，介護サービス施設・事業所調査（→33頁）の施設利用側からの情報と併せてみることもできる．所得票には所得の種類別金額などが，貯蓄票には貯蓄現在高などが含まれている．

　図15は，65歳以上の者のいる世帯数ならびにその構造割合の推移について，1986〜2019年までの3年ごとの調査結果を示したものである．65歳以上の者のいる世帯が急増しているが，とくに，単独世帯，夫婦のみの世帯の増加が著しい．高齢者数のみならず，高齢者世帯の増加が重大な課題であることがわかる．

　患者調査（→16頁）は傷病の状況を医療施設面から把握したものである．一方，国民生活基礎調査の健康票は，世帯面から傷病の潜在需要に関する重要な情報を提供している．たとえば，自覚症状として，様々な症状の有無を複数回答（→82頁）で得ている．症状を有する者を有訴者といい，人口当たりの**有訴者率**で表現される．表2には年齢階級別（中高年のみ）にみた有訴者率のうち，上位の症状

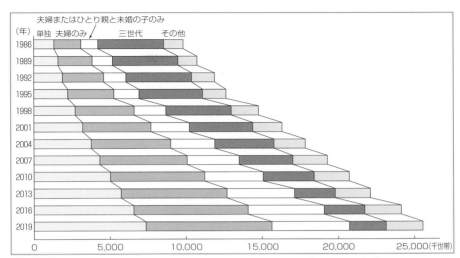

図 15.　65 歳以上の者のいる世帯数とその構造別割合の推移

表 2.　年齢階級別の有訴者率

自覚症状		有訴者率（人口千対）					
		35〜44 歳	45〜54	55〜64	65〜74	75〜84	85〜
全身症状	体がだるい	57.2	59.7	47.9	41.3	58.7	59.9
	頭痛	59.7	55.2	34.8	21.9	25.3	29.2
眼	目のかすみ	18.3	40.4	46.8	69.4	98.5	107.7
呼吸器系	せきやたんが出る	39.6	36.0	44.5	58.4	79.2	88.9
	鼻がつまる・鼻汁が出る	44.4	39.6	42.0	43.4	55.1	57.0
皮膚	かゆみ（湿疹・水虫など）	28.3	30.5	32.0	44.6	72.1	72.0
筋骨格系	肩こり	101.8	117.7	110.1	101.3	112.4	95.4
	腰痛	85.4	103.3	120.3	148.0	202.5	199.8
	手足の関節が痛む	24.9	51.2	73.6	89.8	124.1	147.5

資料：2019 年国民生活基礎調査

を取り上げている．これより高齢化に伴って症状が急速に出現するのは "目のかすみ"，"手足の関節が痛む"，慢性気管支炎の症状の "せきやたんが出る" であり，また，最も多いのは "腰痛" となっている．

　この他にも，この調査には保健活動を企画・評価するに有用な基礎資料が都道府県のレベルで多く含まれており，より広い活用が期待できるであろう．

9　傷病量の概念 — ニーズとデマンド

　傷病量に関する統計を**傷病統計**と呼ぶ．患者調査は傷病統計の一つである．傷病量需要の把握は医療保健計画の策定などの基礎資料として，厚生労働行政に欠かせない基本情報である．ところで一口に傷病といっても様々なレベルのものがあるので，統計値がどのレベルのものを指すか，明示する必要がある．

　図 16 は傷病量の概念を示している．(a) の外側の円は医療を必要とする傷病者（その集合），すなわち，医療のニーズを表し，内側の円は疾病を自覚している傷病者を表している．したがってハッチングの部分は「気づかず型」の潜在需要になる．(b) ではその内側の輪の部分で，「医療を欲しない自覚傷病者」（疾病に気づいているが）を表す．その内部が「医療を欲する自覚傷病者」になる．普通，これを医療のデマンドと呼ぶ．(c) ではさらに内側の輪で「医療を欲するが受療しない者」，いわゆる「がまん型」の潜在需要を表し，その内側が患者であることを示している．ここで，**ニーズ**，**デマンド**について説明しておこう．前者は客観的にみて（専門家の判断により）必要な医療であり，後者は傷病者が要求する医療である．図 16 の (d) は，両者が食い違う場合を示している．つまり，傷病者の中には必ずしも必要とはいえない医療まで望む場合もある．

　図 17 は健康者から患者への移行を流れ図に表したものである．健康者は疾病に罹患しても，初めは自覚しない．無自覚傷病者は病気の進行によりやがて自覚するが，それ以前に健康診断により病気が発見されることもある．自覚傷病者が医療機関における診療を望み，その条件が整えば医療機関を訪れ患者になる．

　一般に，この流れ図のように表されるモデルを，**システム・モデル**という．ブロックで表された「健康者」，「無自覚傷病者」，「自覚傷病者」，「患者」などを"状態"といい，一定期間内に状態間を移行する確率を，移行率（あるいは推移確率）という．医療需要を考える際，システム・モデルをもとに，各移行率にどのような要因が関与しているか，移行率の値はどの程度になるか，どの情報が不足しているか，などを検討することは大変有用である．

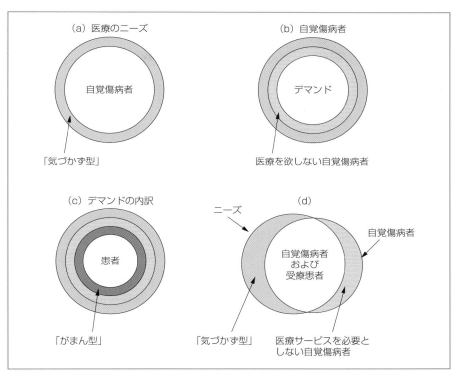

図 16.　傷病の概念図

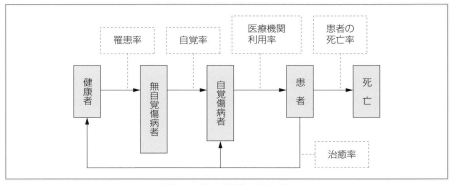

図 17.　傷病状態の流れ図

10 統計分類－ICD 分類

　統計データには質的なものと, 数量で表されるものとがある (→ 78 頁). 国勢調査の性別, 職業, 住所などは質的データである. 質的データはいくつかのカテゴリーに分類されるが, 数量データも分類されることがある. 妊娠週数は 37 週未満を**早産**, 37 〜 42 週未満を**正期産**, 42 週以上を**過期産**に分類する. 統計データを分類することを**統計分類**という. 分類ではデータがいずれかのカテゴリーに入り (網羅的), 同時に複数のカテゴリーに入らない (排他的) ことが要請される.

　既存の分類を使うと, 同じ分類の他の統計と比較できるから便利である. たとえば, 国勢調査の職業や産業の分類などがある (→ 205 頁). 職業は個人の属性, 産業は集団の属性を表すことから, 職業別に死亡率を比較しても, 産業別に比較する意義はうすい. 一次産業などの割合は地域の特性を示すために用いられる. 国際的に統一された分類として, **国際疾病分類** (**ICD**), **国際生活機能分類** (**ICF**) がある. ICF は, 人の生活機能と障害を心身機能・身体構造, 活動, 参加により, 背景因子を環境因子と個人因子によって分類するものである.

　ICD について説明しよう. これは, 1900 年の第 1 回国際死因分類修正会議で定められて以来, 約 10 年ごとに改正されてきた. 1990 年の WHO 総会で採択された第 10 回修正 (正式名称は「疾病及び関連保健問題の国際統計分類第 10 回修正」: ICD-10 → 202 頁) が日本では 1995 年から使用されている. 改正する理由は医学の進歩に伴い疾病像の解釈が変わるためである. たとえば, 胃腸炎, 大腸炎のうち非感染性以外の多くは, 第 8 回修正の消化器疾患の項から第 9 回修正で感染症の項に移され, また, 第 10 回修正には新たにエイズが追加されている. これらの病原微生物が解明されてきたからである. その後, ICD-10 はわずかな改正が加えられ, ICD-10 (2003 年版) と ICD-10 (2013 年版) が作成された. 人口動態統計にはそれぞれが 2006 年と 2016 年から使用されている. また, ICD-10 (2003 年版) 導入と同時に, 疾病名の変更 (精神分裂病から統合失調症へ, 痴呆から認知症へ) が行われた. 現在, ICD-11 の導入が準備されている.

表 3. 死亡診断書の「死亡の原因」欄

I	（ア）直接死因	肝不全	発病（発症）又は受傷から死亡までの期間	1か月
	（イ）（ア）の原因	胆管閉塞		3か月
	（ウ）（イ）の原因	膵がん		6か月
	（エ）（ウ）の原因			
II	直接には死因に関係しないがI欄の傷病経過に影響を及ぼした傷病名等			
手術	1. 無　2. 有	部位及び主要所見	手術年月日	
解剖	1. 無　2. 有	主要所見		

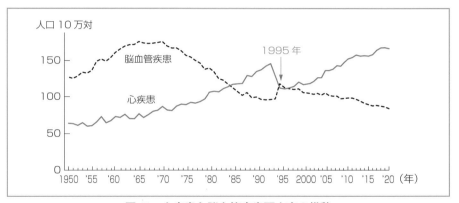

図 18. 心疾患と脳血管疾患死亡率の推移

　表3に死亡診断書の「死亡の原因」欄を示す．死因については直接死因からその原因（**原死因**という）に遡るように記入され，最終的な死因分類では原死因が採用される．その際，発病から死亡までの期間，手術や解剖の所見などが参考にされる．この例では直接死因となった「肝不全」の原因である「膵がん」が，分類のための死因として採用されることになる．

　死亡率などの年次推移を観察する場合，死因分類の改正に注意しなければならない．図18は心疾患と脳血管疾患の死亡率の年次推移を示したものである．ICD-10に伴って，死亡診断書に「疾患の終末期の状態としての心不全，呼吸不全等を書かないで下さい」という注釈が付けられ，事前の周知で，心疾患死亡率が1994〜1995年に大幅に低下し，一方，脳血管疾患などの死亡率が上昇した．

11 統計の誤差と偏り — 非標本誤差

　統計用語には，誤差，偏差，残差など，“差”という文字がつくものが多い．このうち**誤差**とは真の値と観察に基づく値との差をいう．一般に，真値は不明であるので（だから観察値が必要），誤差もまた不明ということになる．このように統計値に含まれる誤差を正確に知ることはできないが，誤差の大きさをある程度まで推定したり，誤差が生ずる原因を調べ，できるだけ誤差を抑えるように工夫することはできる．標本誤差については，7節において説明したが，ここではそれ以外の誤差，すなわち，**非標本誤差**について説明する．

　非標本誤差は標本データの統計にも全数データの統計にも含まれる可能性があるが，ここでは全数調査を取り上げよう．いま，対象集団に対し全数調査を行ったとする．しかし，対象のかなりの部分が調査から漏れることはよくあることである．また，調査を拒否されることもある．いずれにせよ，対象の一部のみを集計して得られた値は真値と異なることになろう．この差が誤差になる．

　表4は2015年と2020年の国勢調査人口（5歳階級別）を示している．いま，2015年の0～4歳人口集団に注目すると，この集団は2020年には5～9歳になる．このように同一集団を追跡する観察法を，コホート観察（→ 60頁）というが，この場合，2015年に501万人であった集団が5年後の2020年には511万人と増加しているのは，何とも不可解である．このような現象は他の年齢階級にもみられるが，何らかの理由による調査漏れがあったと考えるほかなかろう．

　逆に同一個体のデータを重複して収集してしまうこともある．がん登録（→ 63頁）では，病院から送られてくる初診の患者情報を集積している．このとき，同一患者が複数の病院で診察を受けていると，その情報も重複されることになる．がん登録の目的の1つは，がん患者の発生とその予後についての情報を得ることにあるゆえ，個体識別は極めて大切な問題といえる．

　もう1つの重要な非標本誤差に，誤回答がある．誤回答には，意識的な嘘と単純な誤りとがあり，このうちとくに気を付けなければならないものは前者である．

意識的な誤回答による誤差は，多くの場合，方向性があるからである．方向性のある誤差を，**偏り**という．

　国勢調査では配偶関係を未婚，有配偶，死別，離婚に分類している．表5は，性別の有配偶者数の推移をみたものである．本来，有配偶者数は男女で等しいはずだが，1990年までは常に女の有配偶者数が多く，1995年で初めて逆転し，わずかながら男のほうが多い．そして，2005年以降，再び女のほうが多くなっている．この現象をどのように解釈するか興味深いが，いずれにせよ，被調査者の意識の変化によることは間違いなかろう．

　非標本誤差は標本誤差と異なり，確率論を用いてその大きさを推定することができない．当然のことながら，データ数を増やしても誤差は小さくならない．その上，しばしば方向性をもつゆえ，標本誤差に比しはるかに厄介なものといえる．

調査漏れの少ない場合，完全性が高い，ということはすでに述べたが（→ 11頁），一般に，あらゆる意味で誤差の少ないことを**正確性**が高いといい，標本誤差が小さいことを**精度**が高い，という．精度が高くとも，非標本誤差のために正確とは限らない．

表4. 国勢調査人口 （総人口）

	2015年	2020年
総数	127 094745	126 146 099
0 ～ 4歳	5 006 217	4 541 360
5 ～ 9	5 319 161	5 114 175
10 ～ 14	5 619 840	5 376 067
15 ～ 19	6 054 414	5 706 306
20 ～ 24	6 090 724	6 319 959
25 ～ 29	6 532 480	6 384 151
30 ～ 34	7 396 135	6 713 773
35 ～ 39	8 417 311	7 498 375
40 ～ 44	9 846 593	8 476 244
45 ～ 49	8 766 367	9 868 454
50 ～ 54	8 024 112	8 738 079
55 ～ 59	7 601 021	7 940 132
60 ～ 64	8 552 401	7 442 392
65 ～ 69	9 759 185	8 236 274
70 ～ 74	7 786 547	9 188 550
75 ～ 79	6 353 503	7 064 625
80 ～ 84	5 026 233	5 403 785
85 ～ 89	3 156 276	3 742 060
90 ～ 94	1 362 828	1 810 690
95 ～ 99	361 514	500 308
100 ～	61 883	80 340

表5. 有配偶人口の推移

	男	女
1970	24 691 千人	24 697 千人
1975	27 711	27 751
1980	29 387	29 472
1985	30 525	30 547
1990	31 256	31 290
1995	32 051	32 039
2000	32 448	32 435
2005	32 260	32 323
2010	31 859	31 927
2015	31 269	31 457
2020	30 138	30 331

12 学校保健統計調査 — 発育統計

　学校では児童・生徒に対して，毎年，身体検査を実施し，身体の発育状況と健康状態を調べて，個人指導の参考にしている．また，これらが記録された身体検査票について調査され，集計されて，集団の特性を評価するための統計資料として利用されている．この調査統計を**学校保健統計調査**という．

　この統計は，身体検査という業務を通して収集済みの既存データを集計するものであるゆえ，業務統計というべきかもしれない．ただ，全データを対象にすると膨大であることから，ランダムに抽出された一部の学校を対象にしている．健康状態の情報は抽出された学校の児童・生徒全員から，一方，発育状態の情報はその一部を抽出した標本から得ている．この抽出された標本は全国の全学校の全児童・生徒の約5％程度であるが，それでも2020年の標本サイズは幼稚園で7万2千，小学校で27万，中学校で23万，高等学校で13万に達している．

　この調査から得られた身長，体重の計測値（平均）を年齢別にプロットすると，1つの曲線（厳密には折れ線）が得られる．これを**成長曲線**という．図19は，1950年と2020年の学校保健統計調査結果から身長の成長曲線を比較したものである．本来の成長曲線は，同一対象を経時的に追跡することにより得られるものであろうが，このような断面観察によっても，発育状況のおおよその姿を知ることはできる．ただし，第二次大戦前後におけるように，発育状況に著しい変化がみられる場合，断面観察から正しい成長の姿を捉えることは難しいだろう．

　学校保健統計調査からは，また，各種疾患の**被患率**（有病率のこと），尿蛋白の検出率，脊柱・視力・聴力などの異常，心電図異常，齲歯の数などの情報を得ることができる．ここでは，視力に関するデータについて観察してみよう．図20は5〜17歳までの視力の変化を性別にみたものである．図をみると，近視（ここでは少なくとも片眼の裸眼視力が1.0未満）の割合は常に女子のほうが高い．また，男女とも近視の割合は5歳から6歳にかけて低下し，その後，14歳ごろまで上昇することがわかる．そして，増加率が目立つのは12歳のときである．

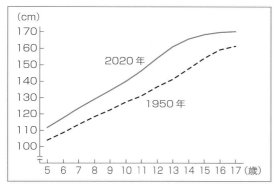

図 19.　身長の成長曲線 ─ 男
（断面観察による）

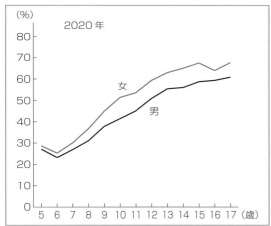

図 20.　年齢と視力の関係
─ 裸眼視力 1.0 未満の割合

　6 歳より 5 歳のほうに近視割合が高率な点については，2 つの解釈が成り立つ．1 つは本当に 5 歳のほうに近視の割合が高く，その一部は成長するにつれて視力が改善されるというもの，他は低年齢では正確な視力検査の実施が困難なことによるというものである．もちろん，両者とも正しいこともあろう．

　体力・運動能力調査では，毎年，全国の小・中・高等学校から抽出された対象者について，反復横とび，握力，長座体前屈などの体力テスト，50 m 走，立ち幅とび，ボール投げなどの運動能力テストの結果が報告されている．また，項目が若干異なるものの，成年者と高齢者のテスト結果も含められている．

13 国民健康・栄養調査 ─ 栄養と健康の関連性

　国民健康・栄養調査は，健康増進法に基づき，国民の健康の増進を総合的に推進するための基礎資料を得ることを目的として，毎年，全国から抽出された約5千世帯とその世帯員約1万5千人を対象に実施されている．栄養摂取状況調査，身体状況調査，生活習慣調査からなる．栄養摂取状況調査ではある1日の食事内容が調査される．調査票には料理名，料理に含まれる食品名，その使用量（秤量が原則,困難なときは目安量),廃棄量と各世帯員が食べる割合を記入してもらう．身体状況調査では身長，体重，腹囲，血圧が計測されるとともに，運動習慣と服薬状況が問診される．また，対象者の一部には歩行数の調査や，血中脂質や血糖などの血液検査が実施される．生活習慣調査では食生活とともに，喫煙，飲酒，睡眠の各生活習慣の状況が質問される．

　一般に，栄養摂取の調査には種々の変動が含まれる．食品には季節性のものが多いので，調査日による季節的偏りが入り，調査結果をもって1年の平均的栄養摂取量としてよいか，問題が残る．調査日の特殊性もある．祝祭日や冠婚葬祭などの日を避けるよう指示しても,調査日に普段よりもご馳走を作る偏りもあろう．食品摂取量の誤差もある．食事のたびに記入するよう指示してもまとめて記入する者もあり，このとき記憶違いという誤りが生ずる．調査結果を読むとき，結果に大きな偏りをもたらすものはどれか，常に注意が必要である．

　各種食品に含まれる栄養素の量は食品成分表に収載されており，食品摂取量から栄養摂取量を容易に算出できる．栄養摂取量は**食事摂取基準**と比較して充足状況が判断される．消費量に釣り合う量として，推定エネルギー必要量が性，年齢，身体活動レベル，妊娠・授乳を考慮して定められ，栄養素では平均的な必要量として推定平均必要量が定められている．栄養摂取量については，個々の充足状況とともに，相互のバランスをみることが大切であろう．このような多数の項目を図で比較するには，**クモの巣グラフ**を用いるのがよい．図21はエネルギーと7つの栄養素について，推定エネルギー必要量または推定平均必要量に対する摂取

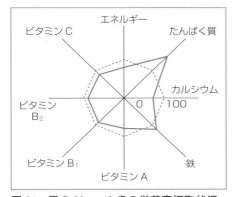
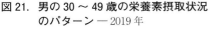

図 21.　男の 30 ～ 49 歳の栄養素摂取状況
　　　　のパターン ― 2019 年

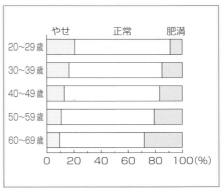

図 22.　女の年齢別，BMI の判定結果
　　　　― 2019 年

量の平均値の比をクモの巣グラフに表したものである．図からカルシウムなどが
不足している様子がよくわかる．ただし，ビタミン B_1・B_2・C，カルシウム，鉄
の摂取量は通常の食品に限られ，強化食品や補助食品を含まないことに注意を要
する．食事摂取基準は，ほとんどの人が必要量を充足する量として推奨量を，推
奨量が算定できない栄養素でその目安量を定めている．過剰な摂取も健康障害を
起こすことから，脂溶性のビタミン A・D・E などで許容上限量を定めている．
また，生活習慣病の一次予防（→ 196 頁）を目的として，たんぱく質・脂質・炭
水化物のエネルギー割合，食物繊維，食塩などで目標量が定められている．

　肥満は栄養調査で欠かせない項目で，**BMI**（＝ （体重 kg)/(身長 m)^2）を指標
とすることが多い．BMI は 20 歳以上では 22 を標準とし，18.5 未満を "やせ"，
18.5 以上 25 未満を "正常"，25 以上を "肥満" と分類される．図 22 は女の BMI
判定割合を示したものである．20 ～ 29 歳に "やせ" が多く，年齢とともに肥満
割合が上昇している．内臓脂肪型肥満を基礎として高血糖，脂質異常症，高血圧
が重積すると，動脈硬化性疾患のリスクが高まり，この状態を**メタボリックシン
ドローム**（内臓脂肪症候群）という．内臓脂肪蓄積（腹囲で判定）があり，かつ，
血圧，血中脂質，血糖の中で 2 つ以上に異常がある状態と定められる．その予防
を目的として，特定健康診査・特定保健指導などの取り組みが進められている．

14　レセプトと医療統計 — 医療費の地域差

　国民は何らかの公的な医療保険に加入している．これを国民皆保険といい，1961 年に達成された．医療保険は被用者保険と国民健康保険（国保と略称）および後期高齢者医療に大別される．被用者保険には，中小企業の勤労者の全国健康保険協会管掌健康保険，各保険組合が運営する組合管掌健康保険，公務員や私立学校教職員の共済組合健康保険などがある．国保は農業や自営業などの従事者とその家族に対するものである．保険者（保険を運用する者）は都道府県と市町村，国民健康保険組合であるが，広域化が検討されている．一方，後期高齢者医療は 75 歳以上の後期高齢者および 65 〜 74 歳で一定の障害状態の者に対する制度で，市町村が加入する広域連合が運営している．

　医療保険による診療がなされると，医療機関や薬局は通称，**レセプト（診療情報請求明細書**や調剤報酬明細書）を月単位に作成し，各保険組合に医療費を請求する．レセプトには傷病名，診療日数，診療内容（投薬，注射，手術，検査など），入院に関する情報が含まれ，現在，電子化がほぼ達成されている．レセプトと特定健診・特定保健指導の情報から，**レセプト情報・特定健診等情報データベース（NDB）**が構築されている．レセプト情報の収集・集計により社会医療診療行為別調査が作成されてきたが，2015 年度から NDB の利用に伴い，名称が**社会医療診療行為別統計**に変更された．

　レセプト情報は傷病量の分析や研究に広く利用され，また，NDB の研究利用も進みつつある．ただし，その利用にあたって，留意すべき点が少なくない．被保険者 100 人に対する 1 か月（または 1 年間）のレセプト枚数を，**受診率**という．たとえば，国保レセプトによる受診率を地域集団の罹病水準の指標に用いることがある．しかし，医療保険の種類によって，対象集団の年齢構成が大きく異なる．レセプトにはしばしば複数の傷病名が記載され，また，確定しない傷病名（いわゆる疑い病名）が含まれることもある．集計では，ただ 1 つの傷病名が選択され，このとき，医療費の高い傷病名が選ばれることも多い．

レセプトは，本来，医療費を算定するためにある．医療機関などでの傷病の治療費を全国集計したものを，**国民医療費**という．これには正常な妊娠・分娩に要する費用，健康診断・予防接種の費用，買薬，あんまなどは含まれない．表6に2019年度の国民医療費を負担区分別に示す．45％は保険者負担で，各種の医療保険から支払われる．35％が後期高齢者医療，20％が患者等自己負担と公費負担である．国民医療費の国民所得に対する比は（図23），1970年度の4％から2019年度には

表 6．国民医療費の内訳 — 2019 年度

	推計額	割合
国民医療費	443 895 億円	100 ％
公費負担分	32 301	7.3
生活保護法	（　17 963	4.0)
精神保健・障害者福祉法	（　　74	0.0)
障害者総合支援法	（　4 570	1.0)
保険者負担分	200 457	45.2
医療保険	（ 197 263	44.4)
被用者保険	（ 106 624	24.0)
被保険者	（　57 944	13.1)
被扶養者	（　41 829	9.4)
国民健康保険	（　90 639	20.4)
労働者災害補償保険	（　2 622	0.6)
後期高齢者分	156 596	35.3
患者等負担分	54 540	12.3
全額自費	（　5 396	1.2)
保険等の一部負担	（　49 144	11.1)

注：（　）内は再掲

11％まで上昇している．人口の高齢化に伴って，今後，さらなる上昇が予想されている．なお，2000年度のくぼみは介護保険制度の施行による影響である．

医療費の分析では，1人当たり医療費を下式のように分解することが多い．

$$（1 人当たり医療費）＝（受診率）×（1 件当たり受診日数）$$
$$×（1 日当たり医療費）$$

右辺を**医療費の3要素**という．2019年度の後期高齢者医療の医療費をみると，1人当たり医療費（医科入院，医科入院外，歯科，調剤，入院時食事・生活療養費による診療費）は年間約94万円である．これは，受診率の1人当たり年間レセプト19.1件（枚），1件当たり受診日数2.42日，1日当たり医療費20,244円の積になる．後期高齢者医療の1人当たり医療費は後期高齢者医療以外の4倍以上になるが，受診率の違いによるところが大きい．

診療は全国一律の価格で受けられ，費用は出来高に従って，一部の患者負担を除いて医療保険から支払われる．急性期入院医療では，診断群分類 DPC による

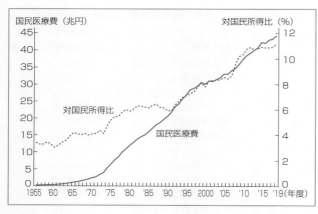

**図 23.　国民医療費および
その対国民所得比
の年次推移**

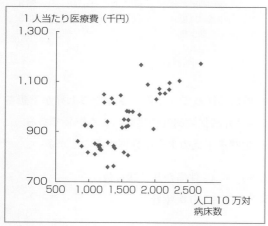

**図 24.　後期高齢者医療費と病床数
の関連** ─ 2019 年度の都道府
県値

1 日当たりの包括評価方式である．このような状況の中で，病床数の地域差が入
院受診率の違いを生み出し，医療費の大きな地域差につながっていると指摘され
る．都道府県別の後期高齢者医療費と病床数からも（図 24），両者の関連が伺わ
れる．医療費が急増する中で，いかに医療保険制度を維持するか，という問題を
抱えている．医療サービスの充実（あるいは医療費の多募）と平均寿命などの保
健水準の地域差が必ずしも並行していない点が注目される．ここに問題を解決す
る糸口を見いだすことができよう．

15 介護関連統計 ― 要介護度の統計

　介護保険制度が2000年4月から施行された．被保険者（保険料を支払い，給付を受ける者）は40歳以上であり，65歳以上の第1号被保険者，40～64歳の第2号被保険者に区分される．第1号被保険者では，要支援者（要介護状態となるおそれがあり日常生活に支援が必要な者），要介護者（寝たきりや認知症で介護が必要な者）と認定された者に対して，要介護度に応じた限度まで，介護サービスが給付される．第2被保険者の給付対象は，初老期における認知症，脳血管疾患などの老化に起因する疾病による，要介護者と要支援者と認定された者に限られる．介護サービスは居宅で受けるものと施設に入所して受けるものに大別される．

　要介護度は介護を要する時間の長さなどから，現在，要支援1と2，要介護1～5に区分される．2006年度，介護予防の重視などを進展させるために，様々な見直しが加えられた．要介護度では，以前の要支援を要支援1，以前の要介護1の中で生活機能の改善可能な者を要支援2に区分し，それらの者には生活機能の改善に向けたサービスの提供を進めることとなった．

　介護保険制度の施行により，**介護サービス施設・事業所調査**が創設された．これは介護保険施設および訪問看護などの居宅サービスを提供する事業所に対し，介護サービスの提供・利用状況を調査している．2019年の調査によれば（図25），介護療養型医療施設（療養のための病床を有する医療施設），介護医療院（長期の療養が必要な要介護者に対し，介護および機能訓練その他必要な医療ならびに生活上の世話を行う施設，2018年度に創設），介護老人福祉施設（特別養護老人ホーム，自宅での生活が困難な人に生活全般の介護を行う施設），介護老人保健施設（要介護状態の高齢者を対象に，慢性期医療と機能訓練によって在宅への復帰を目指す施設）の順に，在所者の要介護度が重い．一方，国民生活基礎調査の介護票をみると（→18頁），在宅の要介護者には軽い要介護度が多い．これは，要介護度が重くなると在宅での生活が難しく，医療面の管理が必要となり，また，要支援者には介護保険から施設サービスが提供されないためであろう．

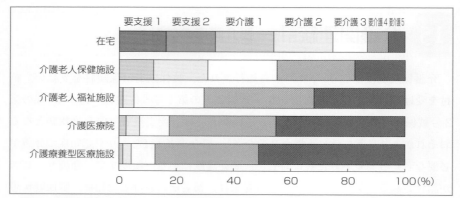

図 25.　介護保険施設の在所者と在宅の要介護者における要介護度の割合 — 2019 年

　介護保険が利用されると，介護サービスを提供した施設・事業所は月ごとに介護給付費明細書を作成し，給付費を請求する．医療保険のレセプトと同様である（→ 30 頁）．介護給付費明細書には利用された介護サービスの内容や量などの情報が含まれている．また，すべての事業所における種々の居宅サービスについて，利用者ごとに利用状況をまとめ，給付管理票も作成される．介護保険の情報から2013 年度に**介護保険総合データベース**（介護 DB）が構築されている．介護保険の情報に基づいて毎月の受給者数や受給者 1 人当たり費用額などが集計され，介護給付費等実態調査が作成された．2018 年度から介護 DB の利用に伴い，名称が**介護給付費等実態統計**に変更された．これは介護保険の業務を通して情報を得ており，介護サービス施設・事業所調査が調査で情報を得ている点と異なる．

　介護保険に基づく統計は要介護者による介護サービスの利用が主な対象である．要介護者であっても介護サービスを利用しないと，これらの統計には挙がってこない．また，介護保険は医療保険と異なり，要介護度の認定を受けて，はじめて介護サービスを利用できる．サービスの利用を希望する者でも申請して要介護度の認定を受けなければ，これらの統計には挙がってこない．介護保険制度は創設から急速に普及し，介護サービスの利用が拡大していった．介護保険に基づく統計をみる際には，これらの点への注意も必要であろう．

16 保健指標（1）—死亡率

　いくつかの統計値を組み合わせて，あるいは加工して，1つの意味のある水準を表すものを**統計指標**（以下，**指標**と略称）と呼ぶ．指標はx/yのように単純な比の形で表されるものが多い．たとえば，xを老年人口，yを全人口とすると，x/yは老年人口割合と呼ばれる指標になる．この場合，xをyで割るのは，全人口の影響を除去するため，つまり，分母である全人口をそろえ，集団間で高齢化の程度を比較できるようにするためである．

　保健分野における指標を**保健指標**という．比の形の指標の中にもかなり性格の異なるものがある．ここではa〜eの5群に大別する（表7）．次に，その代表的指標を挙げて各指標の性格を説明する．

表7. いろいろな比

a	死亡率	一定期間内の人時当たりの発生数
b	乳児死亡率	観察開始時の対象数に対する一定期間内の発生数
c	特定死因死亡割合 （PMR）	分子は分母の一部を構成（→ 37頁）
d	出生性比	狭義の比，分子は分母に含まれない（→ 38頁）
e	人口当たり病床数	分子と分母は異質のもの（→ 39頁）

a. 死亡率

　通常，**死亡率**は下式で定義されている．

$$死亡率 = \frac{死亡数}{人口} \times 1,000$$

　すなわち，人口の規模を共通において死亡の発生を比較するものである．ところで，死亡数は，観察期間が与えられて初めて定まる数である．集団における死

亡傾向が一定のとき，死亡数は観察期間の長さに比例する量である．同じように死亡数は集団サイズ，すなわち，人口にも比例する．言い換えれば，死亡数は人口と観察期間の積に比例することになる．人口と観察期間をそろえるため，死亡数をこれら両者の積で割ったものが死亡率といえる．

$$死亡率 = \frac{死亡数}{人口 \times 観察期間} \times 1,000$$

先の式に観察期間が含まれていないのは，暗黙のうちに1年と定めているためである．通常はこれに1,000を掛けて表すが，これは本質的な問題ではなく，全く便宜上のことである．実際，死因別死亡率のように値が小さい場合には，100,000を掛けるのが普通である．

人口と観察期間の積を，**人時**という．とくに観察期間の単位が年のとき，**人年**という．死亡率とは人時当たりの死亡数，ということもできる．対象者ごとに観察期間が異なる場合もある．このときは各対象者の観察期間の総和が人時に相当し，死亡率は次の式で求められる．

$$死亡率 = \frac{死亡数}{各対象者の観察期間の総和} \times 1,000$$

一定期間内に発生する疾病の件数から得られる罹患率（→41頁），同じく出生数から得られる出生率なども同類の指標である．

b. 乳児死亡率

乳児死亡率はすでに述べたとおり（→2頁），乳児（生後1年未満）死亡数を出生数で割って1,000を掛けたものである．ここでは一定期間内における死亡数を観察開始時点の対象数で割っており，分母に観察期間は含まれていない．乳児死亡率と0歳死亡率（分子は乳児死亡数だが分母は0歳人口）とは異なる概念のものである．当然のことながら，乳児死亡率のような種類の比は，1週，4週，1年と観察期間を延長するに従い，値が増大することになる．

これと同類のものに，生命表（→49頁）の計算に出てくる死亡確率や，疫学のコホート研究で用いられる累積罹患率がある（→170頁）．

17 保健指標（2）— 割合と比

ここでは，割合と比（狭義）の違いについて説明する．

c. 特定死因死亡割合（PMR）

死亡全体のうち，特定の死因（例：がん）による死亡の占める割合を，**特定死因死亡割合**（以下，**PMR**と略記する）という．

$$\text{PMR} = \frac{\text{特定死因の死亡数}}{\text{全死因死亡数}}$$

通常，これに100を掛け，％として表す．

特定死因の死亡は全死因死亡の一部を構成するもので，このような比を，とくに割合と呼ぶ．19節で述べる有病率も同類の指標である．

2020年の主な死因のPMRをみると，悪性新生物が約28％，心疾患が約15％，老衰が約10％，脳血管疾患が約8％を占めている．PMRの特徴は人口を用いずに算出できることで，主として，正確な人口の把握が難しい職業別死亡傾向の評価に適用される．

全年齢死亡数のうち，50歳以上の者の占める割合を，**PMI**と呼ぶ．

$$\text{PMI} = \frac{50\text{歳以上の死亡数}}{\text{全年齢死亡数}}$$

高齢者が死亡の大半を占めるとき，PMIの値は大きくなる．逆に若年者の死亡割合が高いとき，PMIの値は小さくなる．PMIも人口を用いずに算出でき，保健指標として主に国際比較に用いられる．図26は日本の他，5か国のPMIを比較したものである．

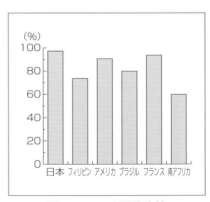

図26. PMIの国際比較

d. 出生性比

　男児出生数を女児出生数で割り，100を乗じたものを**出生性比**という．この比は前述の割合と異なり，分子に当たるものは分母の一部でなく，両者は別種の分類カテゴリーに属するものである．この種のものを狭い意味で，比と呼ぶ．

　出生性比の値が，おおよそ，105前後であることは，古くから（17世紀）知られている．受胎時の性比を一次性比といい，出生性比を二次性比と呼ぶ．一次性比の値を知ることは難しいが，死産性比も100をかなり超えることから，二次性比よりも大きいと考えられる．児の性は受精した精子がX染色体をもつか，Y染色体をもつかで決まるが，それぞれ同数作られるはずであり，性比が100より大きくなる理由はいまだに明らかでない．

　わが国の出生性比の年次推移には（図27），かなりの変動がみられるが，これは単なる偶然変動ではなく，十二支と関係していることが知られている．午，寅の年に出生性比の値は高く，戌の年は低い．これは午，寅の年の女子を忌み嫌う迷信から，出生日を変えて届けるケースがあるためと考えられる．また，ここ30年ほど，出生性比の低下する傾向が読み取れる．これを内分泌かく乱物質の影響という指摘もあり，今後，注意深く観察する必要があろう．

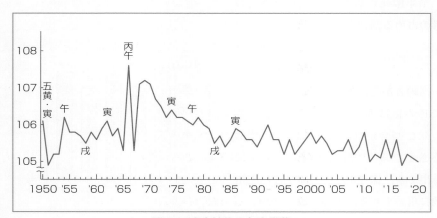

図 27. 出生性比の年次推移

18 保健指標（3）— 人口当たり病床数，周産期死亡率

　ここでは分母，分子が全く異質な場合の比，ならびに a〜e 群（表 7 → 35 頁）以外の比について述べる.

e. 人口当たり病床数

　地域の医療資源の状況を示すとき，病院数，診療所数，病床数，医師数，看護師数などが数え上げられる. ところで，その充足度をみるには，当然，対象地域の人口規模を考慮しなければならないだろう. それにはこれらの数値の人口に対する比で示せばよい.

　このとき「……率」とはいわず，「人口当たり……数」という. 分子の病院や病床と分母の人口とは全く異なる概念のものだからである. また，医師や看護師についても，それらが全人口の何％を占めるかということより，単に人口規模をそろえて比較するためのものだから，やはり「人口当たり……数」という. その逆数をとって，たとえば，（人口）/（医師数）という比の表現もある. 1 人の医師が受け持つ人口を表した指標である. 同様に（一日患者数）/（医師数）は，1 人の医師が 1 日に受け持つ患者数を表す. この場合，「……当たり……数」のように比の分母，分子を明示する表現が適切である.

　図 28 は，人口当たりの医師数，看護師数および病床数の推移を示したもので，医師数は**医師・歯科医師・薬剤師統計**，看護師数は**衛生行政報告例**，また，病床数は**医療施設調査**に基づくものである（→ 200 頁）. 看護師数（就業している者）の伸びの著しいことがわかるであろう. これは病床当たり看護師数，医師当たり看護師数も増大していることを意味し，医療の内容が変わりつつあることを示すものである. 1967 年に段差がみられるのは，それ以前は非就業の者を含めていたことによる.

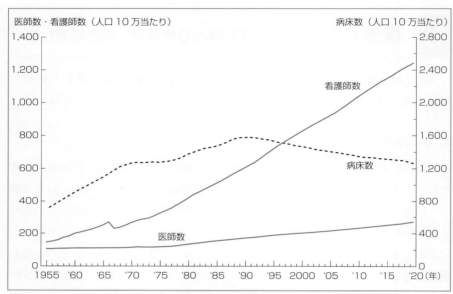

図 28. 人口当たり医師数，看護師数，病床数の年次推移
注：看護師数には准看護師を含む

　a〜e 群以外の比に，**周産期死亡率**がある．周産期死亡とは分娩前後の児の死亡をいい，周産期死亡率は下式で定義される（分子が周産期死亡数）．

$$周産期死亡率 = \frac{（妊娠 22 週以降の死産数）+（早期新生児死亡数）}{（妊娠 22 週以降の死産数）+（出生数）} \times 1,000$$

これは，おおよそ，妊娠 22 週以降の死産率および早期新生児死亡率（正確には，妊娠 22 週以降の出産数中の出生数の割合を乗じたもの）の 2 つの指標の和とみることもできる．表 7（→ 35 頁）の分類でいえば，前者は c 群，後者は b 群に属している．なお，周産期死亡率は 1995 年に改定され，改定前は死産の対象期間が 28 週以降で，分母が出生数であった．

　妊産婦死亡率は妊産婦死亡数を出産数で割ったものである（分母に出生数を用いることもある）．これは，形式的には狭い意味の比であるが，おおよそ，出産した妊産婦の中で死亡した者の割合とみることができよう．

19 傷病量の表現 ― 罹患率と有病率

　傷病者の状態には無自覚傷病者，自覚傷病者，患者など，いくつかの段階があることはすでに述べたが（→ 20 頁），いずれの状態にせよ，傷病者数の表現には2 通りの形式が考えられる．第 1 はある時点における傷病者数であり，第 2 は一定期間内において新たに傷病者になった者の数である．上記の傷病の状態に関する用語とは別に，通常，前者を**有病数**，後者を**罹患数**と呼ぶ．

　図 29 は有病数と罹患数の関係を模式的に示したものである．図で B は有病数を数えた時点，A は観察開始，C は観察終了の時点を表し，両者の間が罹患数を数えた観察期間で，7 日間である．たとえば，傷病者（イ）は A ですでに発病していて，観察終了まで傷病者のままでいた者，（ロ）は観察開始後に発病し観察終了前に治癒した者を表している．図より，時点 B での有病数は（イ）（ロ）（ハ）（ニ）の 4 人であり，観察期間 AC での罹患数は（ロ）（ニ）（ホ）の 3 人である．

　対象集団における有病数の割合を，**有病率**と呼び，罹患数を対象人口ならびに観察期間で割った比を，**罹患率**と呼ぶ．有病率は c 群に属する比であるのに対し，罹患率は a 群に属する比に当たる（→ 35 頁の表 7 を参照）．

$$有病率 = \frac{有病数}{対象人口}$$

$$罹患率 = \frac{罹患数}{対象人口 \times 観察期間}$$

　罹患者の中で，死亡する者の割合を**致命率**という．これは b 群に属する比である．観察期間の延長に伴って値が上昇するが，通常，急性疾患を対象とすることから，観察期間を明示しないことが多い．

　この他，傷病量に関する指標として，対象集団について観察期間内における傷病量の総量を表す**延傷病者数**がある．これは各傷病者の罹病期間，すなわち，発病から治癒までの期間を合計したものである．図 29 の例でいえば，（イ）の罹病期間は 7 日，（ロ）は 4 日（治癒の日も含めて），（ハ）は 6 日，（ニ）は 4 日，（ホ）

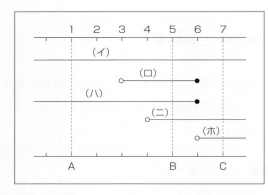

図 29.　傷病者罹病期間の模式図
注：白丸は発病を示し，黒丸は治癒を示す

は 2 日であり，この期間の延傷病者数は，23（人日）になる．一般に，これらの指標の間には，おおよそ，次の関係が成り立つ．

$$\text{平均罹病期間} = \frac{\text{延傷病者数}}{\text{罹患数}}$$

$$\text{有病数} = \frac{\text{延傷病者数}}{\text{観察期間}}$$

この例では，**平均罹病期間**は 23/3 = 7.7（日）で推定される．また，時点 B における有病数は 4 人だが，上式の値は 23/7 = 3.3（人）になる．この値は，観察期間内の各時点における有病数の平均であり，傷病の発生・治癒の状況が定常化したときの有病数を示すものといえる．

病院入院患者について，これらの指標を考えてみよう．**病院報告**は，全国の病院（療養型病床群を有する診療所を含む → 33 頁）について年間の利用者を対象に集計した業務統計である．2020 年の同報告によれば，年間の在院患者延数は，426,532,344 人であり，新入院患者数（罹患数に当たる）は 15,044,214 人，退院患者数は 15,101,861 人である．これより，1 日の平均在院患者数（有病数に当たる）は，426,532,344/366 = 1,165,389（人）になる．なお，この値を病院病床数（同報告によれば 1,513,838（床））で割ると，**病床利用率**が 77.0 ％と算定される．また，**平均在院日数**（平均罹病期間に当たる）は，在院患者延数を（新入院患者数＋退院患者数）/2 で除して，28.3 日になる．

20 指標の標準化（1）— 標準化の必要性

　死亡指標としては，男女ごとの年齢別死亡率が基本である．0～4歳，5～9歳，
…，85歳以上などの5歳で区切った年齢階級別死亡率が比較的よく用いられる．
近年，死亡率はいずれの年齢階級でもほぼ単調に減少している．一方，全年齢の
死亡率は各年齢階級のそれと異なり，最近，上昇傾向である．これは人口の高齢
化による影響である．

　一般に，統計や指標などが目標とするものを表しているとき，**妥当性**があると
いう．死亡水準の比較を目標とするとき，死亡率は妥当性に乏しく，年齢調整死
亡率（→ 45頁）や標準化死亡比（→ 47頁）を用いるべきである．これらの指標
と区別するために，死亡率を粗死亡率と呼ぶことがある．

　図30は，1985年の男の結腸がんの粗死亡率と，同じ資料から算定した年齢調
整死亡率の地域分布を比較したものである．（a）の粗死亡率で高値を示した，高
知，山口，福井の各県は，（b）ではいずれも中程度のレベルになっている．多
くの他のがんと同様に，結腸がんによる死亡は高齢者に多い．そのため，高齢化
の進んだ地域では粗死亡率の値が高くなる．逆に，高齢者の割合が比較的低い東
京，神奈川，愛知，大阪，広島など大都市を含む地域では，（a）では中程度レベ
ルであるが，（b）では高レベル地域に属していることがわかる．

　一般に，死亡率に限らず，指標において年齢などの因子の影響を除去すること
を，**指標の標準化**という．年齢以外の因子として，たとえば，対象集団間の職業
構成の違いなども考えられるが，その影響は年齢よりもはるかに小さく，除去す
べき因子として取り上げられることはほとんどない．死亡，罹患や有病に関する
標準化指標といえば，通常，年齢構成を調整した指標とみてよかろう．

　ところで，わが国では結腸がんが急激に増加し，最近，横ばい傾向である．そ
の増加に関連する要因として，欧米化した食習慣（動物性脂肪の摂取過剰，食物
繊維の不足）が指摘されている．このような仮説は図の（a）では思い浮かばず，
図（b）をみて初めて想定できるであろう．

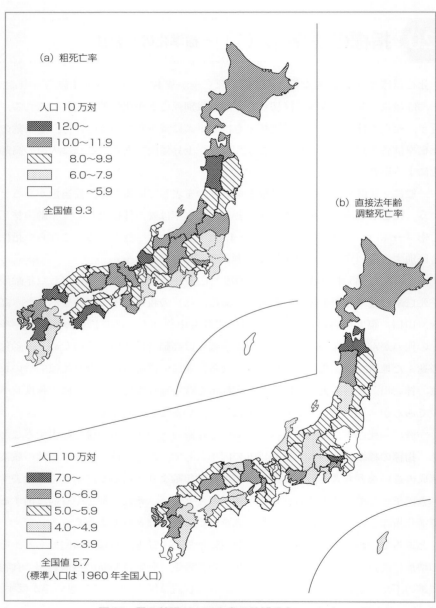

（a）粗死亡率

人口 10 万対

12.0〜
10.0〜11.9
8.0〜9.9
6.0〜7.9
〜5.9

全国値 9.3

（b）直接法年齢
調整死亡率

人口 10 万対

7.0〜
6.0〜6.9
5.0〜5.9
4.0〜4.9
〜3.9

全国値 5.7
（標準人口は 1960 年全国人口）

図 30. 男の結腸がん死亡率の地域分布— 1985 年

21 指標の標準化（2）— 直接法

　年齢構成が非常に異なる集団間で死亡水準を比較する場合，死亡率は適切な指標とはいえない（→ 43 頁）．年齢構成を標準化した指標，年齢調整指標が用いられる．表 8 に，**年齢調整死亡率**の算定方法を例示する．この方法は，**直接法**と呼ばれるもので，その算定には，基礎資料として対象集団の年齢階級別人口（表の（1）列），年齢階級別死亡数（同（3）列）の他，標準の年齢階級別人口（同（5）列）もしくはその階級別人口割合（同（6）列）が必要である．わが国では男女共通で，標準人口として 1990 年から**昭和 60 年モデル人口**が，2020 年から**平成27 年モデル人口**（同年の国勢調査人口を補正した人口）が採用されている．

　この例は，男子の人口 10,661 人の地域集団について，直接法年齢調整死亡率を算定したものである．年齢階級には通常 5 歳階級が採用されるが，ここでは計算を簡単にするため，10 歳階級にしている．まず，各年齢階級について（3）列を（1）列で割り，対象集団の年齢階級別死亡率（同（4）列）を算出する．これに（6）列の標準人口割合を掛けて（同（8）列）総和を求めると，対象集団の年齢調整死亡率（人口千対）16.3 が得られる（表の 1,634.2 は（6）列が％表示のため）．これを式で表すと，

　　　直接法年齢調整死亡率＝Σ（年齢階級別死亡率）×（標準人口の年齢階級割合）

ここで，Σはすべての年齢階級について和をとることを意味する．

　上式からわかるように，直接法年齢調整死亡率は標準人口割合を重みとする年齢階級死亡率の"重み付き平均"である．一般に，重み付き平均とは，各観察値に重みと呼ばれる正の係数を乗じて和をとるもので，重視される観察値に大きな重みを付ける．重みは合計が 1 になるように与える．

　当然ながら，この指標の値は重みの付け方，すなわち，標準人口の採用の仕方に依存して変わる．標準人口の採用は便宜的，恣意的であるから，直接法年齢調整死亡率の値も，その絶対的水準は恣意的なものといえる．そこで，対象集団の

表 8.　直接法年齢調整死亡率および CMF の計算

年齢階級	対象集団				標準人口*2		参照集団死亡率*3 (7)	(4)×(6) (8)	(7)×(6) (9)
	人口 (1)	割合 (2)	死亡数 (3)	死亡率*1 (4)	人口 (5)	割合 (6)			
0 〜 9	1,143 人	10.7 %	1 人	0.9	10,395 千人	8.29 %	0.73	7.3	6.1
10 〜 19	1,364	12.8	1	0.7	11,764	9.39	0.38	6.9	3.6
20 〜 29	1,355	12.7	0	0.0	13,134	10.48	0.73	0.0	7.7
30 〜 39	1,314	12.3	2	1.5	14,504	11.57	0.97	17.6	11.2
40 〜 49	1,629	15.3	3	1.8	15,874	12.67	2.44	23.3	30.9
50 〜 59	1,399	13.1	7	5.0	17,244	13.76	6.33	68.8	87.1
60 〜 69	1,372	12.9	17	12.4	18,381	14.67	16.25	181.7	238.3
70 〜 79	764	7.2	27	35.3	14,198	11.33	40.63	400.4	460.3
80 〜	321	3.0	38	118.4	9,825	7.84	127.64	928.1	1,000.7
計	10,661	100	96		125,319	100	8.23	1,634.2	1,845.9

*1 人口千対，*2 標準人口は平成 27 年モデル人口，*3 参照死亡率は 1995 年全国男の値（人口千対）
対象集団の直接法年齢調整死亡率は人口千対 16.3
対象集団の CMF = 1,634.2 / 1,845.9×100 = 88.5

直接法年齢調整死亡率を参照する集団（以下，参照集団と呼ぶ）のそれで割った指標で表すことがある．これを**年齢調整死亡率指数**（**CMF** と略記）という．

$$CMF = \frac{対象集団の直接法年齢調整死亡率}{参照集団の直接法年齢調整死亡率} \times 100$$

CMF は参照集団に対する対象集団の死亡水準を相対比較する指標といえる．表 8 では，参照集団（1995 年全国男子）の年齢階級死亡率（7）列に重み（6）列を乗じて総和すると参照集団の直接法年齢調整死亡率（人口千対）18.5 が得られ，上式より CMF は 88.5 と算定された．このように，重みの標準人口（平成 27 年モデル人口）と参照死亡率の集団は必ずしも同じにする必要がない．

この例では，対象集団の粗死亡率は人口千対 9.0（表の（4）列の合計欄）であり，参照集団の粗死亡率 8.2（同（7）列の合計欄）より高い．しかし，年齢調整した両者の値はそれぞれ 16.3，18.5 と，前者は後者の 88.5 ％に過ぎない．対象集団の粗死亡率が高いのは，年齢構成が参照集団より高齢化しているためである．表の（2）列の 60 〜 69 歳，70 〜 79 歳と 80 歳以上の人口割合はいずれも，1995 年男子（それぞれ 10.8％，5.2％と 2.1％：国勢調査から引用）より大きい．

22 指標の標準化 (3) ― 間接法

　年齢構成の異なる集団間の死亡傾向を比較するものとして，広く用いられているもう1つの指標に，**標準化死亡比**（通常は **SMR** と略す）がある．SMR の特徴は，下式のように，年齢階級別死亡数の情報を用いずに算出できることである．

$$\text{SMR} = \frac{\text{総死亡数}}{\text{期待死亡数}} \times 100$$

ただし，

$$\text{期待死亡数} = \Sigma（\text{対象集団の年齢階級別人口}）\times（\text{年齢階級別参照死亡率}）$$

ここで，Σ はすべての年齢階級について和をとることを意味する．

　この式からもわかるように SMR は，各年齢階級において参照死亡率に従って死亡が起こると仮定したときの期待死亡数と，実際に観察される死亡数を比較する指標である．それゆえ，参照死亡率の選択が問題になるが，通常は，ある年次の全国年齢階級別死亡率が用いられている．

　表9に表8と同じ資料について SMR の計算法を示した．この場合，参照集団（参照死亡率を与えた集団）の SMR はいうまでもなく 100 である．

　SMR のように，年齢階級別の死亡率を用いずに年齢構成の影響を除去しようという方法を，**間接法**という．これは対象集団の年齢階級別死亡数という情報を用いずに算定でき，直接法より "**利用性**" の点で優れているといえる．この例でもそうだが，直接法である CMF と SMR が極めて類似した値をとることは，経験的に知られている．その理由は，2つの集団の死亡傾向を比較するとき，両者の年齢階級別死亡率の比は各年齢階級においてほぼ一様（**等比性**）という，経験則が成り立つからである．

$$\frac{\text{対象集団の年齢階級別死亡率}}{\text{参照集団の年齢階級別死亡率}} = \text{一定}（\text{年齢階級によらず}）$$

表 9. 標準化死亡比（SMR）の計算

年齢階級	対象集団				参照集団 死亡率[*2] (5)	期待死亡数[*3] (6)
	人口 (1)	割合 (2)	死亡数 (3)	死亡率[*1] (4)		
0 〜 9	1,143 人	10.7 %	—	—	0.73	0.83
10 〜 19	1,364	12.8			0.38	0.52
20 〜 29	1,355	12.7			0.73	0.99
30 〜 39	1,314	12.3			0.97	1.27
40 〜 49	1,629	15.3			2.44	3.97
50 〜 59	1,399	13.1			6.33	8.86
60 〜 69	1,372	12.9			16.25	22.30
70 〜 79	764	7.2			40.63	31.04
80 〜	321	3.0			127.64	40.97
計	10,661	100	96	9.0	8.23	110.76

[*1] 人口千対．[*2] 参照集団死亡率は 1995 年全国男の値（人口千対）

[*3] 期待死亡数＝(1)×(5)／1,000

$SMR = 96 / 110.76 \times 100 = 86.7$

この経験則が成り立つ理由を考えてみよう．脳血管疾患を例にとると，集団の死亡水準に影響を与える要因に気象条件や食生活の傾向，医療・保健水準が挙げられる．これら諸要因は，通常，どの年齢層にも一様に働いていると考えられるので，前記の等比性が成り立つのが自然といえよう．

直接法の値が異常に大きくなることがある．ある年齢階級の人口が極めて小さいときは，たった1件の死亡が生じても，その死亡率の値は著しく大きくなる．直接法は一種の平均であるから，この場合，値が大きくなるのは当然である．一方，SMR では，このようなことは起こらない．CMF と SMR とは類似した値をとるのが普通だが，両者に大きな差がみられたときは，むしろ SMR のほうを信頼してよい場合が多い．すなわち，SMR のほうが "信頼性" が高いといえる．

✍ 演習

国勢調査や推計人口，人口動態統計を利用して（→9頁），都道府県の年齢階級別人口と年齢階級別死亡数を調べ，CMF と SMR を算出してみよう．

生命表 — 寿命と健康寿命

　死亡傾向のレベルを表す指標に，寿命を用いて表現する方式があり，その一組の指標群をまとめて**生命表**と呼ぶ．生命表は下記の生存曲線や平均余命などの生命関数からなり，これらは一連の計算方式で算出される．生命表には**世代生命表**と**現状生命表**とがある．前者は，ある時点に生まれた集団（出生コホートという）を追跡し，各個人の寿命を最後まで観察して，生命関数を求めるものである．この作成にはヒトの寿命の最大値に等しい年月を要することになり，保健指標としては実際的でない．後者は現時点の年齢別死亡率を基礎とし，これらの死亡率の値が今後も不変であるという仮定の下で，生命関数を算定するものである．通常，生命表といえば，後者を指す．

　まず，世代生命表で生命関数を説明しよう．いま，ある出生コホートを仮想的に観察したとしよう．400 人の集団で，死亡が 0 歳で 4 人，1 歳で 1 人，3 歳で 2 人，…というように起こっている．図 31 は縦軸に上から寿命の短い順に 400 人を並べ，横軸に寿命の長さの線を引いたもので，その先端を結んだ線は**生存曲線**を表す．年齢 x の所に立てた線と生存曲線との交点は，寿命が x 歳以上であった者の人数になる．それらの者について x 歳以上の横線の長さ（すなわち余命）を平均したものを，x 歳**平均余命**という．とくに 0 歳平均余命を**平均寿命**という．生命関数の記法として，x 歳の死亡数は d_x，生存数は l_x，平均余命は $\overset{\circ}{e}_x$ で表すのが普通である．

　次に，現状生命表について考え方を示そう．現在の年齢別死亡率に基づいて，それらが今後も不変という仮定の下で，生存曲線を求める．毎年，10 万人が生まれるとして（10 万は表現の便宜のためで，平均余命の計算結果に影響しない），1 歳時点の生存数は 10 万人から 0〜1 歳未満死亡率の分だけ減少したものとなる．2 歳時点の生存数は 1 歳時点の生存数から 1〜2 歳未満死亡率の分だけ減少したものとなる．同様に繰り返すと，生存曲線が得られる．いま，生存曲線の縦横の軸を取り替えると，一種の人口ピラミッドができる（図 32）．これは，出生

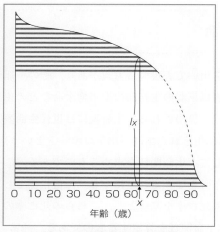

図 31. 仮想集団の生存曲線

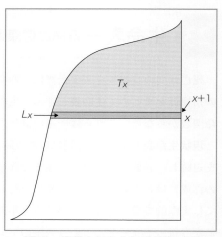

図 32. 定常人口の人口ピラミッド

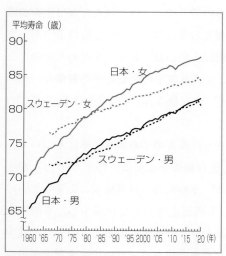

**図 33. わが国とスウェーデンの平均
寿命の推移**

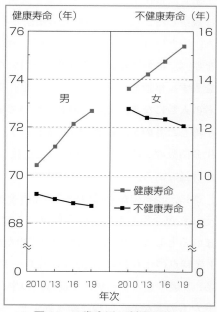

**図 34. 日常生活に制限のない
期間の平均の推移**

数と年齢別死亡率が不変と仮定した場合に出現する人口集団であり，**定常人口**という．x 歳以上 $x+1$ 歳未満の定常人口は L_x，x 歳以上の定常人口は T_x で表す．現状生命表では，平均余命 $\overset{\circ}{e}_x$ は，この定常人口における x 歳の生存者が x 歳以降に生存する年数の期待値であり，T_x / l_x で算定される．それゆえ，平均寿命は，年齢別死亡率が不変（定常ともいう）と仮定したときに，現在 0 歳の者が将来生存するであろう期待値であって，実際に観察された寿命の平均ではない．

わが国では，毎年，生命表が発表されている．国勢調査の実施年には，国勢調査人口に基づく詳細な生命表が作成され，これを**完全生命表**という．毎年の推計人口に基づいて，**簡易生命表**が作成される．5 年ごとに都道府県や市町村の生命表も作成される．図 33 は，長寿国といわれているスウェーデンとわが国の平均寿命について推移を示したものである．わが国の平均寿命の伸びの著しいことがわかる．平均寿命からみれば，いまや，わが国は世界一の長寿国といえる．

生命表では“特定死因を除去した平均余命の延び”という指標も算定されている．悪性新生物を除去した平均余命は各年齢ごとに死亡率から悪性新生物死亡率を差し引いた値をもとに算定されるが，これは当然，通常の平均余命より大きく，両者の差が“延び”になる．実際に悪性新生物死亡率がゼロになるなどあり得ず，この指標は特定の死因が平均余命に関与している度合を表すものである．

健康寿命とは，通常の生存期間の替わりに“健康な状態の生存期間”の期待値を考えたものである．健康の概念を規定するのは難しく，実際には“日常生活に制限のない状態”や“自立した状態”などが用いられる．図 34 は 2010 ～ 2019 年の**日常生活に制限のない期間の平均**（健康寿命）と**日常生活に制限のある期間の平均**（不健康寿命）を示したものである．年齢階級ごとに，簡易生命表から得た定常人口に，国民生活基礎調査（→ 18 頁）から得た，日常生活に制限のある者の割合（不健康割合）を乗じて，制限のある期間を求め，残りを制限のない期間とする．この制限のない期間の定常人口を生存数で除すと，健康寿命が得られ，平均寿命と健康寿命の差から不健康寿命が求められる．この算定方式を Sullivan 法というが，不健康割合の適切さが議論となる．長寿社会の現在，健康寿命の延伸，不健康寿命の短縮または延伸の阻止がより重要な課題となっている．

24 年次推移の観察（1）— 悪性新生物死亡率の傾向

　わが国の死因の第1位は，1981年以来，悪性新生物（がんや肉腫）が占めている．ところで悪性新生物による死亡の年次推移のデータを部位別に比較すると，それぞれ異なった傾向を示していることがわかる．これをグラフに表現すれば，部位による傾向の違いが一層明らかになろう．

　いま，全悪性新生物死亡と結腸がん死亡の推移を比較するため，それぞれの年齢調整率の値を，普通の方眼紙上にプロットしたとしよう．前者は後者の12～48倍の値を示すため，図35（a）のように，前者のグラフに合わせて目盛を付けると，後者は基線の近くに張り付いたようなグラフになり読みづらくなる．

　このような場合，**片対数方眼紙**を用いるのがよい．この縦軸は対数目盛，横軸が等間隔目盛である（→219頁）．片対数方眼紙を用いるときは，対数目盛に，できるだけ細かく数値を書き入れておくと点をプロットしやすい．それには，まず，これに基線がないことを注意しておこう．すなわち，縦軸に0目盛をふることはできない．0の対数は定義されないからである．（b）のように最低部の目盛を1（場合によっては0.1や10など）とし，以下，上に向かって太い線の所に2，3…とふっていくと，ちょうど1段上の目盛の所に10がくる．同様に20，30…とふっていき，1段上の目盛を100とすればよい．

　（b）は片対数方眼紙を用い，悪性新生物の年齢調整死亡率の推移を主な部位について比較したものである．（a）に比べると，結腸がんのグラフも見やすくなっている．これより，結腸がんのグラフが，1965～1995年頃まではほぼ直線的に増加していることがうかがえる．片対数方眼紙上でグラフが直線状になる場合は，一定の増加率（あるいは減少率）で推移していること，言い換えれば，指数関数に従っていることを意味する．

　また（b）では，「気管，気管支及び肺がん」（いわゆる，肺がん）のグラフも1985年頃まではほぼ直線状であり，結腸がんのそれとほぼ平行に推移しているが，この間の両者の比がほとんど変わらないことを示している．

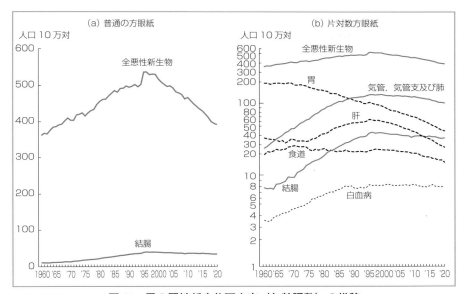

図35. 男の悪性新生物死亡率（年齢調整）の推移
資料：人口動態統計，年齢調整の標準人口は平成27年モデル人口

　片対数方眼紙は，①大きさの著しく異なるものの推移を比較するとき，②増加率（あるいは減少率）の変化や不変性に注目するとき，③比の動きに注目するとき，に使用するとよい．片対数方眼紙に，棒グラフを画くのは適切な用法でない．棒グラフは統計値の絶対的大きさを比べるものだからである．

　以上の他，（b）からは，全悪性新生物の死亡は最近に若干低下，胃がんは1970年以降にほぼ一定の率で低下，肝がんは1975年から一定の率で上昇し，1995年から一定の率で低下，白血病は最近に大きな変化なし，および，肺がんと結腸がんは最近にやや低下，などの傾向を読み取ることができる．

　📖 演 習

　片対数方眼紙を用いて，女の悪性新生物死亡率（年齢調整）の年次推移グラフを画き，男のそれと比較しよう．

25　年次推移の観察（2）— 死産率の傾向の異常現象

　統計値の経時的観察において，値が著しく上下に変動する場合，多くは偶然変動とみてよい．しかし，滑らかに推移してきた値が急に大きく変動したときは，何かこれまでとは異なった要因の介在が想定される．このような変動を，**異常現象**と呼ぶ．10 節では，心疾患の死亡率がある時点で急に下降したことを示したが，死因分類の改正という人為的な要因がその原因であった．また，インフルエンザの流行時には各種死因死亡率の急増が観察されるが（→ 56 頁），これなども一種の異常現象といえる．異常現象の変動幅が十分大きいとき，これを偶然変動と見誤るおそれはないだろうが，変動が小さいときは区別のつかないこともあろう．偶然変動の個々のピークについてその原因を調べる意味はないが，異常現象に関してはその原因を追求する意味がある．

　図 36 は，1950 〜 2020 年までの死産率の推移を，総数および自然・人工死産別に示したものである．全体のトレンドはほぼ減少傾向といえるが，とくに目につくのは 1966 年（ひのえうま，丙午と書く）における急増である．このときは自然死産，人工死産ともに増大している．本来，両者はそれぞれ別種の要因と関連しているはずであるが，この場合は共通の原因が想定される．

　丙午の年は，迷信から女子の出産を嫌い，多くの人が妊娠を控えたため出生率が著しく低下した．死産率の上昇も同じ理由によるのではないか，という解釈も成り立たないわけではないが，以下の解釈のほうが受け入れやすいだろう．

　死産の定義は妊娠満 12 週以降の死児の出産をいい，データは届出により収集される．また，特定年次の**死産率**は下式により与えられる．

$$x\,年の死産率 = \frac{x\,年の死産数}{x\,年の出産数} \times 1{,}000$$

　ところで，丙午の年の出生数の減少は，その前年の受胎数の減少を意味する．丙午の翌年の出生数は例年より多いが，このことは同様に丙午の年の受胎数が多かったことによる．図 37 は，丙午とその前後年における月別出生数と，同妊娠

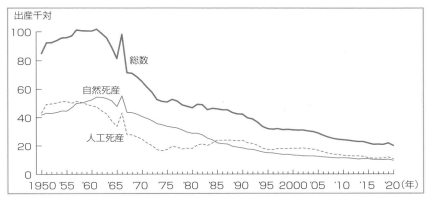

図 36.
死産率の
年次推移

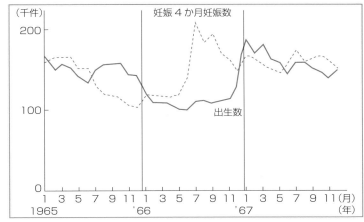

図 37. 丙午年前
後の出生数と妊
娠4か月の推定
妊娠数

4か月の推定妊娠数の動きを示している．後者は，月別出生数に各妊娠期間別の死産数を遡って加えたものである．これをみると，丙午年の妊娠数はそれほど減少しておらず，したがって死産数も減少しなかったと推測される．一方，同年の出生数は激減したゆえ，死産率の増大が生じたのは当然のことといえよう．

　図 36 には別の問題があり，自然死産率が 1950 ～ 1963 年に僅かながら上昇がみられることである．他の母子保健指標は大幅に改善された期間でもあり，おそらく国民皆保険制度による出産育児一時金の支給などに伴う，死産届の提出改善によると推察される．統計値を読む際には，その背景や状況も考慮すべきである．

26 季節変動の観察 ― インフルエンザによる超過死亡

　死亡率（全死因）は冬に高く，食中毒の発生件数は夏にピークがあることは，よく知られている．このように季節により統計値が大きく変動することを，**季節変動**という．

　図 38 の上段に 1975 〜 1987 年までの月別死亡率の推移を示している．ここで x 月の死亡率とは，次の式により年間死亡率に換算したものをいう．

$$x 月死亡率 = \frac{x 月死亡数}{x 月推計人口} \times \frac{365}{x 月の日数} \times 1,000$$

　この図より，死亡率は 1, 2 月に最も高く，6 〜 9 月に低く，全体としてきれいな季節変動がみられる．しかし，詳細に観察すると，ところどころに通常より高いピークが現れているのが目につくであろう．たとえば，1976 年の 1 月，1985 年の 12 月などである．

　実は，これらはインフルエンザの流行月に当たっている．インフルエンザが流行するとき，呼吸器疾患を初めとし，心疾患，脳血管疾患など，様々な死因による死亡が増加することは，古くから注目されてきた．この死亡の増加をインフルエンザによる**超過死亡**という．公衆衛生の水準が向上し急性伝染病の流行が影をひそめたわが国では，近年の死亡率に目につくような変動を与える要因は，大災害（1995 年の阪神・淡路大震災，2011 年の東日本大震災）を除くと，インフルエンザの流行のみといっても言い過ぎではない．なお，2021 年以降，新型コロナウイルス感染症による死亡率の上昇が注目される．

　超過死亡をより明確に示すには，次のような方法によりインフルエンザの流行がない場合の期待死亡率を算定し，これと比較すればよい．この期待死亡率の算定は，年間の死亡率のトレンドと季節変動の効果を乗じた，いわゆる，乗法モデルを採用したものである．

　　　k 年 x 月の期待死亡率 ＝ （k 年死亡率） × （x 月季節指数）

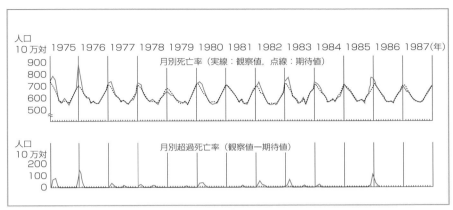

図 38.　月別死亡率と超過死亡率の推移
資料：人口動態統計月報

　ここで，x 月季節指数とは各年について，x 月死亡率／年間死亡率　を求め，これを全体の年次について平均したものである．このときインフルエンザ流行月を除いて算定するほうがよい（流行月の判定は，感染症発生動向調査のインフルエンザ罹患数を参考にする）（→ 12 頁）．図の上段では点線により，期待死亡率の推移を示している．また，図の下段は，観察死亡率から期待死亡率を引いた差（ただし，負のときは 0 とおく）を示している．この図から超過死亡の程度を一層はっきりと読み取ることができる．

　ここで注意すべきは，インフルエンザの流行が常に超過死亡を起こすとは限らないことである．インフルエンザ・ウイルスにはいくつかの型があるが，型によっては大規模な流行でもほとんど超過死亡がみられないことがある．最近では，香港型の流行のとき，超過死亡が生ずるようである．

　一般に，統計値が一定の周期に従って変動するとき，**周期変動**という．季節変動は周期変動の 1 つである．感染症の多くは季節変動をするが，季節変動に加えて数年おきの周期変動をするものもある．一般に，感染症が流行する条件として，感受性者がある程度集団内に蓄積することが必要であり（→ 185 頁），そのため，流行には一定間隔の周期性が生ずるのである．

27 平滑化 ─ 移動平均の方法

　経時的観察において，統計値の変動が激しいため，トレンドを読み取るのが困難なときに，しばしば，**平滑化**と呼ばれる手法が適用される．平滑化は，通常，統計値の変動が偶然変動に基づくと思われる場合に適用されるものである．機械的に平滑化することにより，意味のある変動まで取り除いてしまう場合もあるので注意しなければならない．

　表10のデータは，表1（→3頁）にある小地域の乳児死亡率の年次推移データを再掲したものである．図1からもわかるように，このままでも減少傾向を読み取ることはできるが，激しく変動しているので，これを平滑にすれば，一層，明瞭に示すことができるであろう．このようなデータを平滑化する簡単な方法に，**移動平均法**がある．

　移動平均を行うには，まず，項の数を決めねばならない．通常は3項あるいは5項などの移動平均がよく用いられる．項数が多いほど，よく平滑化されることはいうまでもなかろう．ここでは表10のデータについて，3項の移動平均を適用してみよう．

　表10の2列目は，対応する年次とその前後の年次の値の合計を示している．すなわち，1971年のところは，9.3 + 7.2 + 8.6により，25.1となっている．次に1972年のところは，7.2 + 8.6 + 10.9より，26.7となるが，ここは前年の25.1から9.3を引き，10.9を加えてもよい．項数が多いときは，このほうが計算は簡単であろう．第3列は第2列を3で割ったもので，これが3項の移動平均値になる．この算法からもわかるように，3項の移動平均では初めの年次と最後の年次に対応する値は求められない．同様に，5項の移動平均では初めの2年と最後の2年の値が欠けることになる．

　移動平均法により，季節変動を除去することもできる．たとえば，月別データについて12か月の移動平均を行えばよい．この場合，項数が偶数であるため，多少の工夫が必要になる．12項移動平均により，たとえば，7月の値を求めるに

平 滑 化 59

表 10. 移動平均の計算 — 小地域の乳児死亡率

年次	乳児死亡率	3時点の合計	移動平均
1970	9.3		
71	7.2	25.1	8.4
72	8.6	26.7	8.9
73	10.9	31.8	10.6
74	12.3	36.2	12.1
75	13.0	30.3	10.1
76	5.0	23.2	7.7
77	5.2	15.5	5.2
78	5.3	16.7	5.6
79	6.2	22.3	7.4
1980	10.8	24.0	8.0
81	7.0	20.3	6.8
82	2.5	14.1	4.7
83	4.6	12.0	4.0
84	4.9	15.0	5.0
85	5.5	10.4	3.5
86	0.0	11.1	3.7
87	5.6		

は，2月から12月までの11か月の値の合計に，両端の値（この例では，その年の1月と翌年の1月の値）の1/2を加えて12で割ればよい．

　移動平均を適用したデータをみるときの注意としては，急激な変動を実際よりも早めに生じたかのようにみせることである．急激な変動は，10節に述べた統計分類の改正の影響，25節で述べた異常現象などの発生，1995年における周産期死亡率の改正など（→ 40頁）指標の変更などのときに起こる．このとき，移動平均の項数が多いほど，変動はより早めに生じたようになるのである．

◢◢ 演 習

心疾患，肺炎，脳血管疾患，自殺などの死亡率には，季節変動があることが知られている．このような死因での3年程度の月別死亡率について，12か月の移動平均を計算し，季節変動が取り除かれることを確かめてみよう．月別死亡率は人口動態統計から得られる（→ 9頁）.

28 コホート観察 — 自殺死亡のコホート現象

　特定の集団について追跡観察することを，**コホート観察**という（コホートは古代ローマの軍隊の単位）．保健統計において，とくに重要なコホート観察は，出生コホートに関するものである．すなわち，同一年次あるいは年代に生まれた集団を対象に，その後の時点における集団特性を観察するものである．

　表11は男の自殺死亡率を年齢階級別（5歳階級）に，また，5年おきに表している．表より，まず，ある年次における自殺死亡率を年齢階級の間で比較することができる．1985年を例にとると，80歳以上の高齢者で最も高率であるが，50〜54歳を中心とする中年層にもピークがある．次に，年齢階級ごとに，自殺死亡率の年次推移を調べることもできる．たとえば，20〜24歳の青年層での推移をみると，1955年に大きな山があり，1965年以降はほとんど変動していない．

　ところで，1955年の20〜24歳は，30年後の1985年には50〜54歳であり，自殺の2つのピークは同じコホートによることがわかる．この表でコホート観察するには，矢印の方向にデータを読めばよい．問題のコホートは1930〜1934年に生まれた集団で，青年期と中年期の両方に自殺の増加がみられたことから，このコホートの成長期の環境に，何か原因があるのではないかという見方もある．

　自殺死亡率が年次と年齢層により異なることを，それぞれ年次効果と年齢効果があるといい，コホートにより異なることを，**コホート効果**（または世代効果）があるという．コホート効果（ここでは出生コホート）が生ずる仕組みとしては，出生時や成長期のある時期に受けた一時的な影響の効果，あるいは，成長の過程で長期にわたって受けた影響の蓄積が，後に出現するものと考えられる．

　しかし，上記の例についても別の見方ができる．1955年頃には青年層にある原因が作用し，1985年には中年層に別種の原因が作用して，たまたま両者が同一のコホートに当たっていた，ということも考えられる．つまり，年次効果と年齢効果が適当に組み合わせられれば，あたかもコホート効果があるかのような効果も生じることになる．自殺についての統計は，人口動態統計の他に，警察庁

表 11.　男の年齢階級別自殺死亡率の推移（人口 10 万対）

年齢階級	年 次							
	1950	1955	1960	1965	1970	1975	1980	1985
15 ～ 19 歳	17.5	37.2	25.3	8.8	8.7	12.5	9.5	6.8
20 ～ 24	44.9	84.1	58.7	23.3	18.8	26.0	24.3	19.9
25 ～ 29	36.0	54.7	44.1	23.8	22.0	26.0	26.5	23.8
30 ～ 34	24.4	30.3	22.9	18.0	18.3	24.9	24.0	23.1
35 ～ 39	22.4	24.5	18.6	15.8	19.3	24.4	27.1	25.3
40 ～ 44	24.3	23.6	18.6	15.4	16.4	27.5	31.2	36.7
45 ～ 49	32.5	32.1	23.7	20.7	18.1	27.2	34.9	48.3
50 ～ 54	39.7	37.6	31.4	23.8	22.9	26.1	31.5	51.0
55 ～ 59	56.1	47.8	39.3	32.7	29.7	29.7	32.5	44.5
60 ～ 64	67.7	55.3	49.5	42.1	35.9	36.7	32.5	36.9
65 ～ 69	85.1	67.8	60.3	52.3	45.7	41.0	34.8	38.5
70 ～ 74	105.3	86.7	72.7	59.1	57.6	52.8	48.5	47.5
75 ～ 79	121.0	111.1	86.3	76.1	74.2	73.9	62.4	65.5
80 ～	136.7	123.8	94.9	103.9	95.2	102.9	88.7	86.5

からも発表されており，これには自殺の動機も集計されている．これによると 1955 年頃の青年層の自殺は「厭世」によるものが多く，一方，1985 年の中年層の自殺は「経済的問題」，とくに「負債」によるものが主であり，それぞれ異なる要因が関与しているものとみられる．自殺死亡率の推移のみから，上記のコホートが何か特別な問題を抱えていると，即断することはできない．

　その後の自殺死亡をみると，1998 年に前年の 35 ％も増加し 3 万件を超え，高値が続いた．増加が著しい性・年齢層はやはり中年男性で，動機も経済・生活問題とされている．最近に減少したものの，現在，最も関心の高い死因の 1 つである．自殺のコホート仮説は，いまや，完全に否定された，といってよかろう．

▲ 演習

コホート効果を示すには，コホートごとの統計値の推移を比較するのがよい．表 11 のデータを用い，同一グラフ用紙上に各コホートの自殺死亡率の年次推移を画いてみよう．このとき，横軸には年齢をとるのがよい．

29 パネル調査とレコードリンケージ－出生児縦断調査

　患者調査や国民生活基礎調査など，ほとんどの保健統計では横断的な調査が繰り返され，集団の状態とその時間的変化が把握されている．近年，パネル調査の統計が創設された．**パネル調査**とは，調査対象集団を固定し（パネルという），各人に対して，継続して繰り返す調査をいう．**21世紀出生児縦断調査**は2001年から同年の出生児約5万人をパネルとし，年に1回の調査を行っている．それによって，児の発育や母親の子育ての変化などが10年以上にわたり観察されている．

　パネル調査は調査者と被調査者の負担が大きく，また，調査を重ねるに従い回収率が低下することも少なくない．一方，横断的な調査と異なり，パネル調査からは個人の状態の変化を観察したり，関連要因を分析することができる．図39に兄弟姉妹の構成の変化を示す．ひとり（パネルが第一子）に，時間に伴って弟妹あり（第二子が出生）の増える状況がわかる．また，第二子出生に対して，母親の年齢，第一子の子育ての不安や悩みなどが関連すると分析されている．他のパネル調査として，**21世紀成年者縦断調査**，**中高年者縦断調査**，および，2010年出生児に対する新たな21世紀出生児縦断調査が行われ，今後，各ライフステージにおける様々な課題に対する分析が期待される．

　複数のレコードをつなぐことを**レコードリンケージ**という．パネル調査は各回の調査レコードがつながっているが，横断的な調査の間でレコードリンケージを行うこともある．**受療行動調査**では，医療機関を受診した患者から，医療機関の選択理由や医療の満足度などの情報を収集しているが，患者調査との同時実施とレコードリンケージを通して，患者調査による医療機関からの対象患者の傷病情報を得ている．これにより，傷病による医療の満足度の違いなどを分析している．また，国民生活基礎調査は他の調査の親標本で，国民健康・栄養調査や歯科疾患実態調査の標本を含む．統計間で共通の地域番号と世帯番号が用いられているゆえ，個人単位のレコードリンケージによって，国民生活基礎調査による介護の状況と，国民健康・栄養調査による栄養摂取状況の関連性などが分析されている．

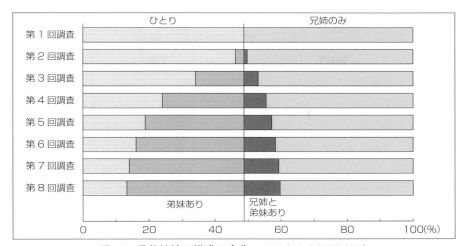

図 39.　兄弟姉妹の構成の変化— 21 世紀出生児縦断調査

　研究対象者におけるベースライン時の要因の情報を収集し，その後の生死と死因の情報を人口動態統計の死亡票とのレコードリンケージによって把握する．このような疫学研究によって，多くの疾患の死亡のリスク要因が分析されている（→ 165 頁）．**がん登録**では，医療機関から届出票を用いて診断されたがん患者の情報が収集・登録され，がんの罹患数が推計される．このとき，複数の医療機関からの同一者の重複登録を除くため，個人単位のレコードリンケージが行われる．また，がん登録データと人口動態統計のがんの死亡票をレコードリンケージして，がん診断から 5 年間の生存確率（**5 年生存率**という）が算定される．5 年生存率はがん患者の生命予後の主要な指標である．がん登録法が施行され，2016 年から，全国のすべての病院ががん患者の届出を行っている．がん登録データの整備とレコードリンケージの実施によって，疫学研究におけるがん罹患のリスク要因の分析が，一層，進展すると考えられている．

　様々なデータベースが整備されつつある．NDB（→ 30 頁），介護 DB（→ 34 頁）などである．個人を識別する情報（氏名や住所など）の機密保護を担保しつつ，データベース間のリンケージを可能とするキー項目（個人番号など）の共通化が進めば，レコードリンケージによって情報のより有効な活用が期待される．

30 将来予測（1）－わが国の人口問題

　将来の統計値を現在までに入手した情報あるいは一定の仮定に基づき予測することを，**将来予測**という．医療や保健政策の計画立案に際して，人口，傷病量，医療・保健の資源（施設とマンパワー）の将来予測が重要な基礎資料になる．一般に，将来予測は本質的に困難さを含んでいる．現在までの統計値の推移から予測する場合，推移の傾向が今後も変わらないことを，通常，前提にせざるを得ない．このとき，前提の崩れを想定し，その影響が将来予測値をどちらの方向にどの程度まで動かすかを分析することが大切である．これを**感度分析**という．

　ここでは比較的安定した傾向をもつ，全国人口の将来予測を考えよう．ある対象地域の人口は出生と死亡，それに移入・移出により決まる．出生と死亡の差を**自然増加**，移入と移出の差を**社会増加**という．わが国の全国人口を予測する場合，移入・移出を少ないと想定するので，自然増加が中心となる．

　出生数は，妊娠可能な年齢における女子人口と母の年齢階級別出生率をもとに予測する．妊娠可能な女子の出産傾向を出生力という．母の年齢階級別出生率は出生力の1つの指標である．

$$母の年齢階級別出生率 = \frac{同年齢階級の母による出生数}{同年齢階級の女子人口} \times 1,000$$

　母の年齢階級別出生率には女子人口中の婚姻者の割合と婚姻者における出産傾向とが関与するが（未婚者の出産もあるが無視しうる程度），両者を分離せず，その推移を外挿するのが普通である．

　死亡数は，年齢階級別人口に同階級の死亡率を乗じて得られる．各年齢階級別死亡率の傾向は比較的安定しているので，これも外挿法で求めればよい．

　ここで**外挿法**とは，過去から現在まで一定期間のデータに，ある種の数学モデルを当てはめ，このモデルの数値を将来に引き延ばす方法である．モデルとしては，直線モデルやロジスティック曲線モデルなどを採用することが多い．ロジスティック曲線の特徴は，図40のごとく，いずれ一定値に近づいてプラトー（高

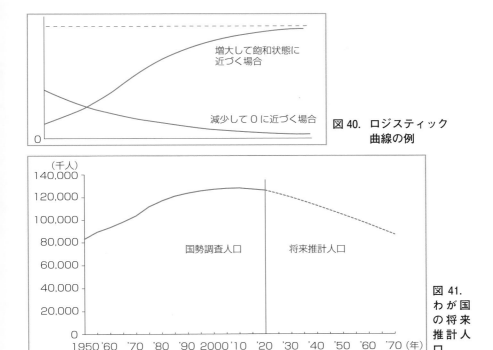

図 40. ロジスティック
曲線の例

図 41.
わ　が　国
の　将　来
推　計　人
口

原現象）に達することである.

　実際に予測を行うときには，さらに，何らかの前提条件を加えることがある.
たとえば，現在，出生力は漸減傾向にあるが，近い将来に安定あるいは漸増に移
る，という見通しに基づいて予測を行えば，単なる外挿より高い出生率を与える
ことになる. このように条件を組み合わせて，高位予測，中位予測，低位予測な
どが行われる. いずれにせよ，予測において大切なことは，いかなる条件を前提
にしたものか，明らかにしておくことであろう.

　図 41 は，わが国の将来推計人口である. 定期的に見直されており，今回の
中位予測では，2020 年から 50 年後の 2070 年には人口が約 31 ％減少し，約 8,700
万人になると見積もられている. 低位〜高位予測のそれは約 7,800 〜 9,700 万人
であり，いずれも急激な低下となっている.

31 出生力指標 — 様々な再生産率

　前節で，出生力の指標として母の年齢階級別出生率を示したが，ここでは総合的な**出生力指標**について説明する．

　15 〜 49 歳を再生産年齢といい，その各年齢の母の年齢別出生率を総和したものを，**合計特殊出生率**（**TFR** と略記する）という．比率を合計することは，一見，奇妙に感じられるが，これは 1 人の女子がある年次の母の年齢別出生率に従って，一生の間に生むことを仮定したときの出生数を推定するものである．

$$合計特殊出生率 = \Sigma \ （母の年齢別出生率），（ただし，\Sigma は 15 \sim 49 歳の和）$$

　次に，上式の母の年齢別出生率を年齢別女児出生率で置き換えたものを，**総再生産率**という．これは 1 人の女子が一生において生む女児の数の推定値である．総再生産率の値は，合計特殊出生率を（1 ＋ 出生性比 / 100 ）で割った値に，ほぼ一致する．

　さらに，**純再生産率**が下式で定義されている．

$$純再生産率 = \Sigma \ （i 歳の女児出生率） \times \frac{女子の生命表の \ i \ 歳定常人口}{100,000}$$

ここで，Σ は同じく 15 〜 49 歳の和である．また，（女子の生命表の i 歳定常人口）を 100,000（生命表の 0 歳生存数）で除した項は，女子の i〜$i+1$ 歳までの生存確率である．定常人口は生命表から得られる（→ 51 頁）．

　生まれた児が男児では，直接再生産には結びつかない．また，女児が生まれても出産可能な年齢に達する前に死亡しては，やはり，再生産にならない．純再生産率は，1 人の女子が，一生の間に出産可能な女子を再生産する平均人数を示すものといえる．したがって，純再生産率が 1 を下回るときは，いずれ人口増は停止することが期待されよう．合計特殊出生率でいえば，約 2.1 に相当する．これを人口置換水準という．

　図 42 は，1950 年から現在までの純再生産率の動きを示したものである．わが

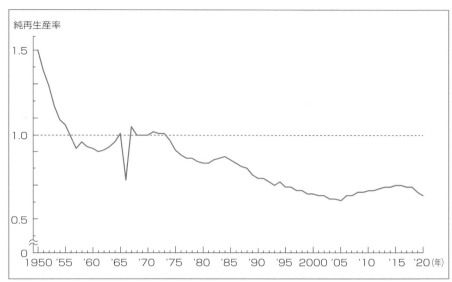

図 42. 純再生産率の年次推移

国の純再生産率は戦後急速に減少し，1960 年あたりで早くも 1 を割っている．
その後一時，1 を超えた時期もあったが，1974 年以降は着実に低下して，2005
年には 0.61 となっている．その後，若干上昇しているが，依然低い水準であり，
さらなる低下が危惧されている．

　さて，わが国の人口は 2005 年から自然減が始まったが，純再生産率はそれよ
り 31 年も以前（1974 年）からすでに 1 を割っていることに注目しなければなら
ない．純再生産率が 1 を割ることは，人口増にブレーキを掛けたことを意味する．
にもかかわらず，人口はその後 30 年以上も増加し続けることになるのである．
これを，**人口惰性**と呼ぶ．

　世界の人口は 2015 年には 73 億を超え，2050 年には 97 億に達するといわれて
いる．人口問題は人類が直面している最大の難問だろう．人口増にいつブレーキ
が掛かるのか，予測することも難しい上に，人口増が実際に止まるのは，そのま
た何十年も先のことになるのである．

32 将来予測（2）— 二酸化炭素濃度の推移

　保健の問題は，環境の影響を抜きにして考えられない．産業活動による環境汚染はこれまでも様々な生体影響をもたらしてきており，大気，水，土壌の汚染を監視することは保健政策上極めて重要である．大気を例にとると，わが国では全国 1,500 か所以上の地点に設置された大気汚染測定局において，硫黄酸化物，窒素酸化物，粒子状物質などの濃度を測定し，データを集積して時間的推移や地域的分布を調べている．最近では局所汚染のみならず，地球レベルの汚染に世界の関心が高まりつつある．なかでもオゾン層を破壊するフロン，温暖化をもたらす二酸化炭素（CO_2）の増加がとりわけ深刻な問題になりつつある．

　ここで CO_2 濃度の推移をみてみよう．図 43 はハワイ，マウナ・ロア山で 1958 年以来観察されてきたものである．CO_2 濃度は年々規則的な季節変動をしながら，一貫した上昇傾向がみられる．季節変動は植物の炭酸同化や有機物分解の速度の変動によるものであろう．一方，産業革命以後に始まったと推測されている上昇傾向は，化石燃料消費量の伸びに並行して直線的に推移している．

　大気中の CO_2 濃度が高まると気温が上昇し，海面の上昇，農産物の減収，感染症の流行などが懸念される．CO_2 濃度が気温を上昇させるメカニズムは，その分子が太陽光線の波長の短い部分を透過し，波長の長い赤外部はよく吸収する性質によるという．CO_2 層を透過した太陽光線は，地表で吸収されて波長の長い赤外線に変わり，CO_2 層に熱放散が妨げられ気温が上昇するのである．

　地球は 1 つの "閉じたシステム" とみられる．システムはインプットとアウトプットが一定の範囲内に平衡を保つとき，安定的に存続する．地球環境システムが存続するために，CO_2 濃度は一定の限界値内になければならないが，直線的に上昇すればいずれ上限に達するであろう．これを避けるには大気中への CO_2 排出（インプット）を減らし，除去（アウトプット）を増やすことである．CO_2 排出の主たる原因は化石燃料の燃焼，石灰岩からのセメント生成によるが，その消費量がいつ減少に移行できるか．CO_2 の大気中からの除去は，植物の炭酸同化作

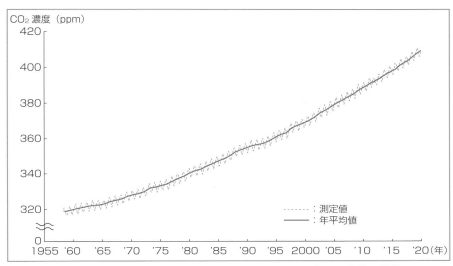

図 43. ハワイのマウナ・ロア観測所における CO₂ 濃度測定値の推移

用と海水への吸収によるが，吸収効率の高い熱帯雨林の乱開発やサンゴ礁の縮小により，その能力は大幅に低下している．これらが改善されない限り，CO_2濃度の上昇傾向は変わらないだろう．さらに，対策が実行されてもその効果が現れるにはかなりの年月を要することである．いま，たとえ化石燃料，石灰岩の消費を全廃，森林資源の育成に努力してもCO_2濃度の上昇が停止するには，何年何十年もかかるかもしれない．同種の"遅れ"については人口問題（→ 67 頁）で指摘した．そして地球環境システムの安定性がいつ，どこから，どのように崩れだすか予知できないところに問題の難しさがある．

　1997 年，「気候変動に関する国際連合枠組条約，地球温暖化防止京都会議」で，CO_2などの温室効果ガスの排出削減目標（京都議定書）が採択された．日本の目標は 2008 〜 2012 年の平均排出量を 1990 年の 6 ％減とした．2015 年，パリ協定で排出削減の取り組みが採択された．もし，今後，国際的な削減対策が進展しないと，地球システムへの影響は重大なものとなろう．将来予測では統計技術の面のみならず，事態を包括的に見通せる目を養っていくことが大切である．

33 統計的法則 — Gompertz の法則

　統計の基本は，観察対象について個数を数えたり，性能を計測したりして，その情報を提示することにある．あるときは単に集団の大きさなどを示すことで目的の大半が満たされることもあるが，さらに，データを加工して集団特性値を算定したり，これらを集団間で比較し，差をもたらす原因を追及したりすることもある．統計データに何らかの加工を施して情報を読み取り，観察された現象を解釈する一連の過程を，データ解析という．

　これまで述べてきたように，統計データには各種の要因に基づく変動が含まれる．いま，ある対象集団の死亡率を取り上げよう．死亡率に年齢が大きく関連することはすでに述べたとおりである．したがって，集団の死亡水準をみるには，年齢階級に分けて観察すべきであろう．また，男女間でもかなり異なるので，性別に分ける必要もあろう．そして年齢や性がどうして，また，どの程度，死亡率に関連するのか検討することになろう．一方，層を細分し過ぎると層内のデータが少なくなるため，偶然変動が大きく効いてくることもある．偶然変動は解釈する意味がないもので，除去する工夫が求められる．

　このように変動をうまく処理していくと，そこに1つの規則性がみいだされることがある．これを統計的法則と呼ぶことにしよう．"統計的"というのは，常にある程度の変動を含むため厳密に成り立つものではないからである．上述の死亡率と年齢に関する統計的法則に，有名な **Gompertz の法則**がある．1825 年に発表されたこの法則は，「成人後の人の死亡率は年齢とともに幾何級数的に上昇する」というものである．幾何級数的というのは，指数関数的と同じ意味で，片対数グラフで表せば直線になることを意味する．

　図 44 は，1950 ～ 1952 年と 1985 年の死亡率（生命表の死亡確率を用いた）を，片対数グラフに画いたものである．これより，50 歳以降はいずれのグラフも直線に近いことがわかるであろう．ところで，1950 ～ 1952 年のグラフには男女とも青年期に膨らみがみられるが，これは結核による死亡である．また，1985 年

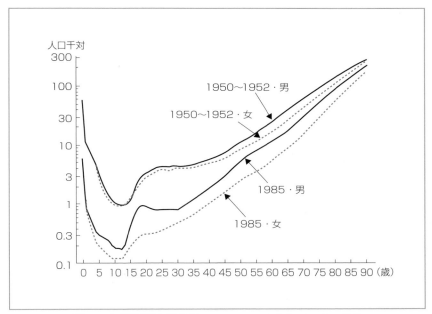

人口千対

図 44. 年齢別死亡率曲線 — 1950 ～ 1952 年と 1985 年の比較

　の男のグラフには 20 歳前後に山があり，50 歳代に小さな膨らみがあるが，前者は自動車事故による死亡，後者は自殺によるもの（1983 ～ 1985 年は中年男性の自殺が急増）である．いま，これらの影響を取り除くと，4 つのグラフとも 30 歳あたりからほぼ直線的になる，と想定できる．また，いずれのグラフも傾きに大差がない．これから，1950 ～ 1952 年に比べて 1985 年ではどの年齢層の死亡率も一様に改善されたこと，女は男に比し本質的に死亡率が低いことが読み取れる．

　それでは，なぜ Gompertz の法則が成り立つのであろうか．この問題については，加齢と死亡とを結び付ける各種のモデルが工夫され，法則性の導出が試みられている．いずれにせよ，このようなきれいな規則性を示すからには，それを生み出すメカニズムがあるはずである．これを探索するのも，統計学の重要な役割といえる．

34 評価指標 — 指標系とは

　公衆衛生水準について考えてみると，そこには，死亡水準（→ 45 頁）以外にも，医療資源の充実度，環境衛生の水準，社会生活の満足度など，様々な内容が含まれている．様々な内容があれば，1 つの指標で全体を十分に表すことができるとは思えない．どうしても多次元の指標，**指標系**が必要となろう．保健医療福祉分野における指標系の開発について，様々な検討が進められている．図 45 は，指標系の試みの例を示したものである．ある県の 2 時点における母子保健分野の指標値をクモの巣グラフに表している．指標として，行政の取り組みの度合いを表すものと，その達成度あるいは水準を表すものを含めており，また，年次による変化をみることもできる．保健医療福祉の諸分野およびそれ以外の分野の間には密接な関係があることから，今後，様々な保健や福祉の活動とその成果，医療資源と水準の充実度，社会活動や社会資源の状況など，および，その関連を網羅した指標系が求められよう．

　より広い分野の指標系の例として，「豊かさ指標」を紹介しよう．この指標系は，経済企画庁が国民生活の総合的な豊かさの水準を 8 分野の指標で表現しようと試みたものである．表 12 は，8 分野ごとに 1998 年の指標値の上位と下位 3 県ならびに，総合指標値の上位と下位 5 県を示している．保健活動に関連深い［いやす］の内容には平均余命，保健医療費への支出割合，一般病院の病床数，養護・軽費老人ホームの定員数，救急自動車の平均収容時間などが含まれている．

　表より［住む］で最下位の東京が，［費やす］と［遊ぶ］で上位を占めており，各分野の指標間で次元が異なることが読み取れよう．一方，表の下段の総合指標は 8 分野の指標値を単純に平均したものであり，これより，多次元的なものを一次元性の指標に押し込めているように見える．この点に多くの批判が集中した．また，分野を構成する内容にも一考すべきものがあった．たとえば，［遊ぶ］にはパチンコ店数（人口当たり）が含まれているが，これで測れる"豊かさ"とは何であろうか．「豊かさ指標」は 1990 ～ 1999 年でその検討が終了された．

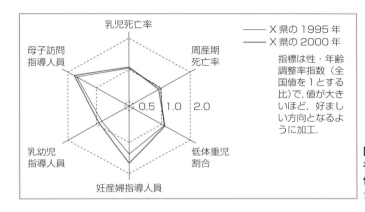

図 45. 保健医療福祉の取り組みの評価指標 — 母子保健分野

表 12. 豊かさ指標の 8 分野と総合指標 — 1998 年の都道府県順位

順位	住む	費やす	働く	育てる	いやす	遊ぶ
1	富山	東京	鳥取	北海道	福井	長野
2	山形	福井	福井	大分	熊本	東京
3	秋田	茨城	長野	高知	宮崎	北海道
45	兵庫	大阪	長崎	山梨	福島	埼玉
46	埼玉	沖縄	青森	大阪	茨城	佐賀
47	東京	熊本	沖縄	神奈川	埼玉	宮崎

順位	学ぶ	交わる
1	石川	山梨
2	東京	福井
3	山梨	石川
45	青森	鹿児島
46	沖縄	高知
47	福島	青森

順位	総合指標	順位	総合指標
1	福井	43	福島
2	石川	44	宮城
3	長野	45	大阪
4	山梨	46	沖縄
5	富山	47	埼玉

　新たな指標系の開発について，2018 年度，内閣府により検討がはじめられた．「満足度・生活の質を表す指標群（Wellbeing ダッシュボード）」である．これは生活満足度に焦点をあてたもので，3 層からなっている．第 1 層が全体的な生活満足度，第 2 層が［家計と資産］［仕事と生活］［健康状態］［生活を取り巻く空気や水などの自然環境］［子育てのしやすさ］［介護のしやすさ・されやすさ］などの 11 分野の満足度，第 3 層が 11 分野ごとの客観的ないくつかの指標である．第 1 層の総合的な主観的指標と分野別の主観的指標の対応，分野ごとの主観的指標と客観的指標の対応などの分析を行うことが想定されている．今後の活用に向けての検討と進展が望まれる．

🖊 コラム　Graunt によるロンドンの人口推計

　　John Graunt（1620 ～ 1674）は，教会に保管されていた資料をもとに出生，死亡について初めて統計的観察を行った人で，"統計学の父" と称されている．著書「死亡表に関する自然的及び政治的諸観察」で，ペストの流行，死亡の季節性，年齢と死亡，出生性比などの統計的規則性を初めて指摘した他，ロンドンの人口推計も行っている．その興味深い推計を紹介しよう．

　　当時，ロンドン市の人口については様々な見解があり，ある識者は 6，7 百万といい，ある学者は 150 万と推定していたが，百万以下という者はいなかった．これに疑問を感じた Graunt は次のような推計を行った．

　　①死亡表の資料より，ロンドンの年間死亡数は 1 万 5 千件を超えず，このうち，10 ～ 60 歳の死亡数は約 1 万と見積もられる．この年齢層が 10 年以上生存する確率を 1/2 と仮定すると，20 人中，10 人が 10 年間に死亡するから，年平均で 1 人死亡する勘定になる．年間 1 万件の死亡の発生より，この年齢層の人口は 20 万と推定され，全人口が百万を超えることはあり得ない．

　　②洗礼の資料より，ロンドンの年間出生数は 1 万 2 千件である．出産可能年齢の女性が 1 年おきに出産するとすれば，その人数は出生数の 2 倍，この年齢層の女性がいる家族を全家族の 1/2 と見積もると，ロンドンの家族数は出生数の 4 倍の 4 万 8 千．家族の平均人数を 8 人とすると，全人口は 38 万4 千となる．

　　③若干の教区について調べると，年々，11 家族当たり 3 人の死者が出ている．近年のロンドンの年間死亡数は 1 万 3 千件であり，これから計算しても家族数は 4 万 8 千になり，②の世帯数と一致する．

　　④ロンドンでは 100 ヤード平方の区画内に 54 家族が住んでおり，このような敷地がロンドン城内に 220 あるので，城内の家族数は 11,880 と見積もられる．城内の年間死亡数は 3,200 で市の 1/4．市の家族数は城内家族数の4 倍の 4 万 7 千になる．

　　上記の推計は，統計資料，あるいは，実際の調査に基づき，推計の根拠も明確な上，複数の異なる推計を行って，結果の整合性を示した点が優れており，基本的に今日の推計法と何ら変わるところがない．

第 II 部

データ収集と記述的解析

第 II 部では，まず，データの基本概念とともに，その種類と尺度を解説する．データ収集に関して，調査研究での質問票の作成や様々な実査の方法を述べる．また，乱数による抽出を演習してデータや推定値の変動を理解する．記述的解析としては，質的データのクロス集計，数量データのヒストグラムや特性値ならびに，それらの手法を用いた関連性の検討を取り上げる．

35 ▶ データとは — 統計学の基本事項

　健康の問題を考えるとき，基礎となるのは資料である．既存資料のみで必要とする情報が入手できないこともあり，その場合には，新たなデータの収集が計画される．データとは観察対象の特性を記録したもので，とくに数量や符号で具体化されたものを指す．調査や実験から得られたデータには，種々の要因に基づく変動が含まれている．変動の大きさや方向を調べ，その原因を探ることが，統計学本来のねらいともいえる．なお，日常語の"データ"には観察によらないものもある．たとえば，列車時刻表というデータ・ブックに記載されている時刻は，人が決めたものである．そこには変動がなく，統計学の対象にならない．

　このような変動を含むデータを取り扱う方法を**統計的方法**といい，データ収集，データ整理，データ解析に大別される．**データ収集**はいうまでもなく，データを収集することで，現実の制約によって困難な問題に直面することもある．この点の詳細は第Ⅳ部で改めて議論しよう．**データ整理**は収集したデータについて，解析への利用を念頭においてコード化，コンピュータへの入力，チェックなどを行うことを指す．正しい結果を導くためには，この段階をおろそかにできない．**データ解析**はデータに含まれる不要な情報を捨てて，潜在している有用な情報を表面化させる一連の過程ともいえる．情報の追加はできないが，この点は，データ解析を理解する上でとくに重要である．たとえば，算術平均をデータ解析の手法として用いるが，これは，データに含まれる変動を除くためである．それが，いかなる変動因に基づくものかを考慮して解析することが大切である．

　データ収集の違いから，集団データと試行データに大別される．**集団データ**は実在する特定の対象集団からのものである．全数調査により，対象集団の全個体のデータ（有限個）を収集する場合もあり，また，標本調査により対象集団から一部のものを抽出する場合もある．標本調査のねらいも対象集団全体の特性把握にあるゆえ，無作為抽出が原則となる（→ 16 頁）．標本調査で得られるデータの組を標本，標本を生み出した対象集団を**母集団**と呼ぶ．一方，**試行データ**は一定

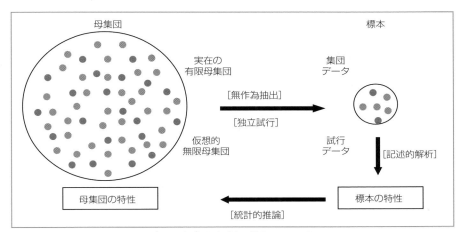

図 46. データ収集と解析の枠組み—母集団と標本

の条件の下で行われる実験のように，試行の繰り返しにより入手されるものである．コインを投げて表か裏かをみる，という簡単な実験を考えよう．1回目に表が出たとする．しかし，このことは2回目の試行に何ら影響を及ぼさない．すなわち，各試行は互いに独立（→116頁）であり，これを**独立試行**という．

　いま，試行データに仮想的な母集団を考えることにしよう．仮に，試行により得られる結果を集めて1つの集合を作ると，試行は限りなく繰り返すことができるので，この集合には無限の要素が含まれる．コインの例でいえば，表と裏の結果が無限に入っている袋を想像すればよい．そして，実際にn回の試行を行うことは，この集合を母集団とみなして，大きさnの標本を抽出することと思えばよい．独立試行であれば，この抽出は無作為抽出に対応する．このようにみると，集団データと試行データは形式上，類似した取り扱いが可能となる．しかし，含まれる変動には様々な違いがあり，両者は明確に区別すべきである．

　図46は，データ収集と解析の枠組みを模式的に示している．データに基づき，その特性や法則性を記述することを目的とするデータ解析を**記述的解析**という．それに対し，標本データに基づき，母集団の特性や法則性について推論することを主な目的とするものを，統計的推論という（→第Ⅲ部）．

36 データの種類と尺度 — 質的・量的な特性

　観察対象の特性には形や色など質的なものと，大きさや個数など量的なものがある．質的な特性は対象を互いに区別するだけのもので，一方，量的な特性には大小関係による順序の概念が含まれる．質的な特性のデータはいくつかのカテゴリーに分類されるもので，**質的データ**（分類データ）と呼ばれる．性別や職種などのデータがその例である．とくに，カテゴリーが2つのものを**0-1データ**と呼ぶことがある．量的な特性のデータは回数や個数（脈拍数，世帯人数など）を数えたり，計器を用いた測定（血圧，身長など）により得られる．これらは距離の情報をもち四則演算が可能であり，**数量データ**と呼ばれる．数量データは長さ，重さ，時間などの物理量のように連続的な値をとる**連続データ**と，個数を数えて得られる整数値のみの**離散データ**とがある．

　一方，量的な特性であっても測定方法がない，あるいは難しい場合，大雑把なデータを得ることもある．このとき，データは質的データに分類されるが，その中でカテゴリーに順序を伴うものを順序カテゴリー・データと呼ぶ．要介護度や疾患の重症度がその例である．また，複数の食品について嗜好の順位を尋ねるような順序回答形式の質問からは，順位データが得られる．これらのデータは距離の情報を含まず，順序の情報のみを有することから**順序データ**と呼ばれる．

　数量データを得ることを測定というが，心理科学，行動科学などでは質的データに数値を付与することも広く"測定"と呼んでいる．数値のもつ情報には様々な水準（尺度という）があり，質的な特性に付与した数値（たとえば，男に1，女に2)は**名義尺度**の水準という．これは互いに区別する働きしかない．順序データは大小関係のみで距離の情報を含まないゆえ**順序尺度**の水準にあるという．数量データは本質的な零点をもつか否かにより，**比尺度**と**間隔尺度**とに分けられる．長さと温度のデータを例に考えてみよう．20 cm の長さは 10 cm の長さの2倍に当たるが，20℃の温度は 10℃の温度の2倍とはいわない．長さには零点があり比尺度となるが，摂氏の温度は便宜的に0℃を定めており，間隔尺度になる．実は，

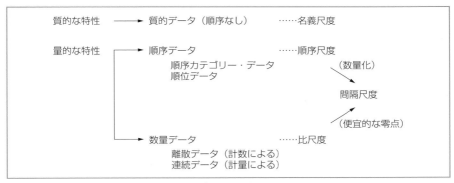

図 47. データの種類と尺度

　温度の本質は分子運動の程度を表す物理量で，絶対温度は分子運動停止の状態を絶対零度とする比尺度である．図 47 にデータの種類と尺度の関係を示す．

　質問文「1 人で入浴ができますか」における回答肢に対して，"介助不要"に 2 点，"部分介助要"に 1 点，"全面介助要"に 0 点などの任意の数値を付与することがある．この数値は，本来，順序尺度の水準のものであるが，便宜的に数量データとみなして扱われることも少なくない．順序データに含まれる量的な特性を取り出して数量データとする操作を，質的データの**数量化**という．数量化すれば，平均や標準偏差を使用でき，データ解析が便利になる．数量化には様々な方法が提案されているが，その妥当性が問題となる．数量化されたデータは零点が任意ゆえ，間隔尺度の水準になる．

　データをみるにあたっては，種類や尺度とともに，その単位に注意すべきである．単位とは，ある基準量を 1 単位と設定し，観察されたデータの量が単位の何倍に当たるかを表現するものである．たとえば，物理量では，長さの m，重さの kg，時間の秒（これを MKS 単位系という）があり，また，それらに基づいて面積の m^2 などが導出され，単位系が構成されている．質的データや離散データには本質的に単位がなく，一方，連続データの多くは物理量を表し，単位がある．摂氏の温度のように，任意の零点を定めた間隔尺度のデータは元の物理量と同じ単位をもつが，順序データを数量化した間隔尺度のデータには単位がない．

37 統計調査の計画と実施 — 目的の明確化

　既存資料から必要な情報が入手できないとき，新たな調査が企画される．**統計調査**は集団の大きさや特性を量的に把握するための調査をいう．広い意味では，集団を対象とする調査を指し，項目間の関連性に関し詳細な情報を収集することもある．有用な情報を得るためには，周到綿密な計画・準備が不可欠である．

　調査の計画は調査目的の明確化に始まり，対象集団の設定，調査項目の選定へと続く（図 48）．目的には結果の精度も考慮する．調査規模から予算，人力，日程が定まる．続いて調査法や実査方式を決める（→ 16，84 頁）．

　調査の準備には，母集団リストの作成と標本抽出，調査票と分類基準とコーディング表の作成がある．調査票作成段階の予備的な調査を**プリテスト**，調査全体を検討するための小規模調査を**パイロット調査**という．プリテストを通して調査票が修正される．分類基準は他研究と比較可能とするため，既存のもの（ICD，職業分類など→ 22 頁）をもとにするのがよい．コーディングは入力のための符号化で，**審査**は「空白」や矛盾回答を点検することである．結果の処理はコーディング，集計，解析，報告書作成の順に行う．表 13 に調査の計画と準備の例を示す．

表 13. A 地区における高齢者の健康調査 — 計画と準備

問題の発生	高齢化社会となり，高齢者の健康保持が重要な課題になった
調査の動機	高齢者の健康，福祉のための基礎資料が必要となった
調査目的	高齢者の受療率などの健康指標を得る
対象集団	A 地区に居住する 65 ～ 79 歳の住民全員（約 600 人）
調査項目	既往・治療状況と傷病名，自覚症状，日常生活動作など
調査法	全数調査
実査方式	留置き法（先に調査票配布後，調査員が訪問・回収）
母集団リスト	A 地区の住民台帳よりすべての 65 ～ 79 歳を抜き出す
調査票	プリテストで事前に修正
分類基準	傷病分類（ICD を手直し）
コーディング表	コンピュータ集計用

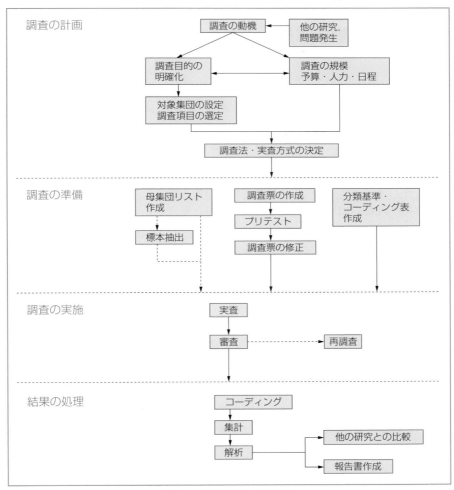

図 48. 統計調査の流れ図

　調査では科学性と倫理性が大切である．「**人を対象とした生命科学・医学系研究に関する倫理指針**」は被調査者の尊厳と人権を守りつつ，研究が円滑に実施できるように，倫理審査委員会による審査，インフォームド・コンセントの受領（→ 168 頁），個人情報の保護，研究成果の公表などの基本原則を定めている．

38 調査票の作成 — 回答の形式

　信頼性, 有効性の高い情報は, 良い調査票から得られる. 例として, 高齢者（ここでは 65 〜 79 歳）の健康調査票とその修正版をそれぞれ図 49 と図 50 に示す.

　質問に入る前に, 調査目的や結果の使途を簡明に記して協力を要請し, 回答方法も記載する. 自記式（→ 84 頁）の調査票では, 表題の配慮も大切である.

　個人の属性（性別, 年齢, 学歴, 職業, 住所など）に関する質問を, **フェイスシート**という. これらは, 調査対象者に抵抗感を与えるものが多いので, 最小限にし（例：氏名, 現住所→削除）, 分析の仕方を考えてカテゴリーに分類し（例：年齢）, 質問の末尾に付けるほうがよい（例：性別, 年齢）.

　質問数はできるだけ少なくする. 質問文は簡単明瞭にし（例：質問の対象である期間を「最近 3 か月」と明示）, とくに, 専門用語をできるだけ避ける（例：「狭心痛」）. 質問は具体的な事実を尋ねる形が望ましい（例：「病気にかかる」→「医者にかかる」）. 1 つの質問に 2 つ以上の事柄を含めない（例：「せきやたんがでますか」）. 否定形の質問を用いない（例：「寝つきがよくないですか」）. 回答も簡単明瞭にする（例：「いつも」→「毎日」など）.

　回答の形式には 2 肢選択, 多肢選択, 複数回答, 順序回答, 自由回答がある. 複数回答には "いくつでも○を" という場合（例：運動の種類）と, "3 つ○を" のように制限する場合がある. 前者は複数の 2 肢選択質問をまとめたもの, 後者は上位 3 つを選択する順序回答といえる. 自由回答形式は空白になりやすく, 集計に際して分類, コード化など手間がかかるが, 制約された回答形式では得にくい情報（意見や感想など）をとることができる. 順序回答形式で多数のものに順序を与えるのは回答し難いので避けたほうがよい.

　質問の順序は単純なものから核心的なものへと配列し, 関連のあるものはできるだけまとめる. 回答結果により異なる質問に移る場合は, その点を明確に指示する（例：運動）. 調査票はプリテストを通じて修正, 完成する. 調査目的にかなった情報の収集やプライバシーへの配慮に注意することはいうまでもなかろう.

老人の健康調査票

氏　名（　　　　　　　　）
現住所（　　　　　　　　　　　　）
性　別（　　　　　　）
年　齢（　　　　　　）歳

①せきやたんがでますか　　　1．いつも　　　2．しばしば　　3．ときどき　　4．いいえ
②今，病気にかかっていますか　1．はい　　　　2．いいえ
③狭心痛がありますか　　　　　1．いつも　　　2．しばしば　　3．ときどき　　4．いいえ
④寝つきがよくないですか　　　1．はい　　　　2．いいえ
⑤運動をしていますか　　　　　1．はい　　　　2．いいえ
⑥どんな運動をしていますか　　（　　　　　　　　　　　）

図 49．高齢者の健康調査票（修正前）

あなたの健康について

　このアンケートは，保健対策を進める上での基礎資料とするもので，全体としてまとめて集計します．個人の事項を他の目的に使ったり，他にもらすことはありません．御協力をお願いします．

　回答にあたり，質問紙の空欄には適当な文字または数字を記入して下さい．番号を選ぶ質問には，あてはまる番号に○印をつけて下さい．

- -

Ⅰ．最近３か月の状況についておたずねします．
　①せきがでますか　　　　　　1．毎日　　2．週に１回以上　3．月に１回以上　4．いいえ
　②たんがでますか　　　　　　1．毎日　　2．週に１回以上　3．月に１回以上　4．いいえ
　③心臓のあたりが痛みますか　1．毎日　　2．週に１回以上　3．月に１回以上　4．いいえ
　④寝つきがよいですか　　　　1．よい　　2．悪い
　⑤運動をしていますか　　　　1．はい　　2．いいえ（「2．いいえ」の方は，質問Ⅱへ）
　「1．はい」の方について，それはどんな運動ですか（いくつでも○印をつけて下さい）
　　　　　　　　　　　　　　　1．散歩　　2．かけ足　　　　3．体操
　　　　　　　　　　　　　　　4．その他（具体的に記入して下さい：　　　　　　　　　）
Ⅱ．今，医者にかかっていますか　1．はい　　2．いいえ
Ⅲ．性別は　　　　　　　　　　　1．男　　　2．女
　　年齢は　　　　　　　　　　　1．64 歳以下　2．65 〜 69 歳　3．70 〜 74 歳　4．75 〜 79 歳
　　　　　　　　　　　　　　　　5．80 歳以上

- -

　ご協力ありがとうございました．

図 50．高齢者の健康調査票（修正後）

39 実査の方法 — 面接法と郵送法

　調査の計画がいかに完全であろうと，それに基づいて正しく実施されなければ，正しいデータは収集できない．調査の実施時，データに偏り（→ 25 頁）が混入することもあるので，注意が必要である．調査を実施することを，**実査**という．調査票を用いる実査に，**面接法**，**電話法**，**留置き法**，**郵送法**，**集合法**があり，表 14 に主な特徴を示す．調査者が調査票の記入をする方式を**他記式**，被調査者が記入する方式を**自記式**という．面接法と電話法は他記式で，他の方法は自記式である．

　面接法は被調査者に質問の意図を正確に伝えることができ，複雑な質問も可能である．一般に，調査者に熟練が必要で，かなりの調査者数を要し，費用がかかる．被調査者が調査者に影響されたり，平均的回答になりやすいこともある．面接者を訓練したり，面接者用の手引きを作成することも大切である．

　電話法は面接法の特殊なものである．被調査者に電話してもらうと，調査者は被調査者が誰かわからず，微妙な質問に対し正確な情報が得られる利点がある．また，無作為に電話番号を選んで，調査対象者を定め電話する方式（RDD）を用いることもできる．

　留置き法は調査票を配布し，後日に回収する方法である．配布時に記入上の注意を説明でき，回収時に空白などをチェックできる．配布と回収のどちらかを郵送で行う場合もある．回収率が高く，面接法よりも調査者数を少なくできる．一方，被調査者本人が回答したかどうかは不明で，他人の記入をチェックできない．

　郵送法はよく使われる方法である．費用が安く，広範囲に，多数の対象者に実施でき，標本の抽出も容易である．しかし，文章だけで説明するため，質問の意図を正確に伝えるように十分な配慮を要し，複雑な質問を避け，質問数を少なくするようにしなければならない．一般に，回収率が低く，回答の欠落が多い．回収率が低いとき，回答者が調査に関心の高い者に偏ることもあり，結果の解釈にはとくに注意しなければならない．

　集合法は，被調査者を一堂に集めて調査票の記入上の注意を説明して，回収す

表 14. 実査の方法

	面接法	電話法	留置き法	郵送法	集合法
記法	他記式	他記式	自記式	自記式	自記式
被調査者の記入確認	可	大体可	回収時に可	不可	可
調査者の熟練	要	要	やや要	不要	要
マンパワー	多	やや少	やや多	少	少
被調査者の無作為抽出	可	可	可	容易	困難
回収率	中	やや低	高	低	高
空白の頻度	少	少	少	多	少

る方法である．被調査者に対して同じ説明ができるなど，条件を一定にでき，スライドなども使用できる．調査者は少数でよいが，熟練を要する．被調査者を集める際に偏りが入るおそれがある．たとえば，保健所の○○教室などの参加者は，一般の地域集団からの標本とはみなし難い．

　インターネット回線を用いて質問と回答データを送受信し，回答者は画面で質問を見ながら回答する方法が用いられる（→ 14 頁）．質問の仕方を工夫したり，回答がデータ入力となり便利である．調査対象者を事前の登録者集団から選んだり，不特定多数から公募することもある．いうまでもなく，調査対象者がインターネット利用者に限られ，回答者の偏りが問題になることが少なくない．

　実査の方法は一長一短で，調査の目的や費用などを考慮して選択する．国民健康・栄養調査（→ 28 頁）は，栄養摂取状況調査と生活習慣調査を留置き法，身体状況調査を集合法で実施している．実査にあたって，様々な工夫を加えることもある．たとえば，学校で集合法により生徒の喫煙状況を調べるとき，無記名はもちろん，記入済みの調査票を生徒自身が封筒に入れ，封する方式を採用することもある．また，郵送法では回収率向上のために，未回収者に再依頼することが多い．無記名の場合，対象者全員に再依頼したり，あるいは，調査票送付の報告用のはがきを調査票と別に投函するよう依頼し，そのはがきの未回収者に再依頼することもある．いずれもより正確な回答を得ようとするものである．

40　統計調査と事例調査 ― 確証と探索

　調査のねらいには，通常2通りのケースがある．いま，ある地域に在住する高齢者を対象に，保健問題に関する調査が実施されたとしよう．第1のケースは，保健上の様々な問題を抱えている高齢者を調査し，その1人1人に対し，きめ細かい指導や助力を行うために必要な，資料づくりがある．言い換えると，対象集団を構成する各個人の情報そのものが直接の目的となる場合である．第2のケースは，地域の高齢者たちがもつ疾病構造や医療行動などの特徴を調べ，保健対策上有用な基本情報を収集する場合である．これは，対象集団全体についての特性を把握することに重点が置かれている．

　集団情報の収集に目標を置いた調査が，統計調査である．とくに統計調査は集団の特性の中でも，平均的，中心的な特性を知ることをねらいとしている．統計調査に対比されるものに，事例調査がある．**事例調査**は，何らかの意味で典型的と考えられる特定の対象（これを，事例という）について，詳細な調査を行う方法をいう．いま，脳血管疾患の発病後も，日常生活動作（→89頁）が保持されている数人の高齢者を事例として取り上げたとしよう．事例の家庭を調査して，たとえば，手すりが設置されており，それが歩行の有効な助けとなっていたとすると，手すりの設置が，一般に，高齢者の日常生活動作の保持に有効ではないか，という仮説が得られることになろう．このように，事例調査では，特定の個人を対象とするものの，個人の情報の収集がねらいではなく，事例を通して，仮説を探ることにねらいがある．

　統計調査と事例調査は，このようなねらいの違いから，その性格も異なったものとなる．表15は両調査の性格の主な違いを示したものである．統計調査では，被調査者は対象者全体，またはランダムに抽出された標本となる．つまり，多数の対象者から正確な情報を収集しなければならない．そのために，不要な質問項目をできるだけ避けることが大切となる．一方，事例調査では，少数の対象者ではあるが，多面的，継続的に詳細な情報を集め，様々な問題点を余すことなく調

表 15.　統計調査と事例調査

	統計調査	事例調査
調査のねらい	集団全体の特性を調べる 仮説を検証する	事例を通し問題点を探る
被調査者	対象集団全体または無作為抽出された標本	対象集団から特定の事例を選択
調査の方式	調査項目を絞り，正確さを重視	できるだけ詳細に，ときには継続的に調査
研究の性格	常識的な結果しか得られないことが多い	一般に問題発見的 事例を増やしても統計的研究にならない点に注意
その他	特異な個体がみつかれば，これを事例調査として取り上げ掘り下げる	得られた問題について統計調査による検証が必要

べ上げることが可能である.

　研究の性格として，仮説を検証するために行われる研究を**確証研究**，仮説を探したり問題を発見するために行われる研究を**探索研究**という．統計調査は主に確証研究のために行われる調査であり，常識的な結果しか得られないことが多いが，事例調査は探索研究のために行われ，新発見もあり得る.

　統計調査と事例調査は，相反する性格をもつもので，互いに補う関係にある.統計調査で特異な個体がみつかれば，これを事例調査に取り上げて掘り下げる.事例調査で発見した問題を，統計調査で検証する．なお，事例調査は事例を増やしてもただちに統計的な研究にならないことに注意しなければならない．事例調査で対象をランダムに選択したり，調査結果に統計処理を施したりするのは，多くの場合，意味のないことといえよう.

　統計研究に類似の概念のものに量的研究という用語があり，これに対する概念に**質的研究**がある．これは事例研究を含み，さらに広く，主観的な精神科学，心理科学などを含む上，価値感を扱う哲学的問題も対象に取り入れたものである.数量的でない情報を扱うことが特徴的である.

✏️ コラム 標本設計

研究計画の段階で標本の大きさを定めることを，**標本設計**という．標本が大きいほど，研究目的の達成に有利であるが，調査や実験にかかる費用・労力・時間からは標本が小さいほど望ましい．とくに，人を対象とする研究では，対象者への負担から，標本はできるだけ小さいことが要請される．したがって，標本設計では，研究目的を果たせる必要最小限の標本の大きさを定めることが理想となる．以下，標本設計の考え方を中心に述べることとし，方法の詳細は省略しよう．

標本設計を行うためには，達成を目指す目的を定める必要がある．たとえば，高齢者の健康調査の計画において，ADL の正常・異常と生きがいの有無の関連性を評価する，などである（第41節→89頁）．この目的は研究の中でとくに重要なもの，できれば1つに絞ることが大切である．また，目的のさらなる具体化，解析方法の選定および関連情報の入手が求められる．

一般に，標本設計は統計的推論（→第Ⅲ部）の枠組みに基づいている．いま，目的として，ADL の正常者と異常者の間における，生きがいなしの割合の差が20％以上の関連について，正しく差ありと評価できることとしよう．解析方法として χ^2 検定（第61節→137頁）を用いる．また，関連情報を参考にして，ADL 正常者と異常者の人数比を 5：1 と仮定する．ADL 正常者における生きがいなしの割合を 20％と仮定し，それと比較して，ADL 異常者における生きがいなしの割合が 40％の場合に有意性（第60節→134頁）が検出できるように，標本の大きさを定める．ここで，有意水準を 5％，検出力を 80％にすることが多い．以上より，標本の大きさとしては，ADL の正常者が227人と異常者が45人の合計272人と計算できる．

標本設計の方法では，通常，調査前に未知のもの（ADL 正常者と異常者の生きがいなしの割合など）を定める必要があり，それには不確実性が伴う．そのために，標本設計の結果は不確実性を有することになる．さらに，標本設計した標本の大きさが，実際の調査や実験で確保できるとは限らない．仮に，そうであったとしても，研究に必要な標本の大きさについて，おおよその目安を得ることは重要であり，標本設計を実施する意義は小さくない．

41 単純集計とクロス集計 ─ パーセントの取り方

　集計としては，まず単純集計を行う．**単純集計**は，調査目的に関連した諸項目について，分布の状態を知るために行われる．表 16 は，高齢者の健康調査票（→ 83頁）の運動に関する質問を，男女別に単純集計したものである．男では 238 人中148 人，女は 313 人中 152 人が運動していると答えているが，このままでは男女の運動習慣を比較することが難しい．パーセントをとると，男は 62 ％，女は49 ％となり，男のほうに運動している者が多いことがわかる．複数回答には○の数を制限しない場合と制限する場合があるが（→ 82 頁），いずれの場合もパーセントは各回答ごとに計算する．表 17 は散歩，かけ足などそれぞれについて対象者に対する割合を示しており，合計しても 100 ％にはならない．

　クロス集計は，横断調査で得られた調査票について 2 項目を選んで集計して，両項目の関連性をみるものである．単純集計との違いは集計のねらいであって，集計表の形式は同じとなることもある．クロス集計の集計表はクロス表と呼ばれる．追跡観察や症例対照観察（→ 165 〜 167 頁）による集計表はクロス表と呼ばないほうがよい．クロス集計は調査目的に基づく作業仮説についてなされるもので，無意味なクロス集計は避けるべきである．

　表 18 は，日常生活動作と脳卒中の既往歴のクロス表である．**日常生活動作**（**ADL**）とは，日常生活上の基本的な機能を指し，いくつかの項目により調べられている．この調査では，歩行，入浴，衣服の着脱，排泄，食事の動作が独力でできるか，一部あるいは全部介助を要するのかを尋ねている．ここでは，いずれか 1 つの動作でも介助を要するものを，ADL が異常，すべて独力でできるものを正常として集計している．ADL の異常は，脳卒中の既往歴のある者で 86 ％，ない者で 12 ％である．脳卒中の後遺症として，四肢の麻痺などが起こることが知られており，脳卒中の既往歴があると ADL の異常が多くなるという関連は，当然といえる．

　クロス表におけるパーセントのとり方には，①横にとる（行の合計を

表 16. 運動（70〜79 歳）（　）内は%

回答	男	女
する	148 (62.2)	152 (48.6)
しない	90 (37.8)	161 (51.4)
計	238 (100)	313 (100)

表 17. 運動の内容（70〜79 歳，男）

回答	人数	対象者238人に対する割合
散歩	104	43.7　%
かけ足	2	0.8
体操	29	12.2
その他	36	15.1

表 18. ADL と脳卒中の既往歴（70〜79 歳，男）（　）内は%

		脳卒中の既往歴		計
		あり	なし	
ADL	正　常	2 (14.3)	197 (87.9)	199
	異　常	12 (85.7)	27 (12.1)	39
計		14 (100)	224 (100)	238

表 19. ADL と生きがい（70〜79 歳，男）（　）内は%

		生きがい		計
		あり	なし	
ADL	正　常	157 (78.9)	42 (21.1)	199 (100)
	異　常	19 (48.7)	20 (51.3)	39 (100)
計		176	62	238

100 %），②縦にとる（列の合計を 100 %），③総数でとる（総合計が 100 %）の3方式がある．クロス集計の目的が，2つの項目の関連性をみることであれば，③のパーセントは無意味である．縦にとるか横にとるかは，2つの項目に因果関係を想定している場合，原因と思われる項目の合計が 100 %になるようにとるのが，原則である．表 18 でパーセントを縦にとるのは，脳卒中の既往歴が原因でADL の異常が起こっていると考えるためであり，表 19 で横にとるのは ADL の異常が原因で生きがいありが少なくなっていると考えるためである．パーセントを縦にとるか横にとるか，判断に迷うケースもあろうが，そのために，パーセントをとることを避けてはならない．縦横いずれかのパーセントをとることは，解析者自身の視点を明らかにすることに他ならない．

42 度数分布表 — データの階級分け

　収集されたデータから，集団情報を取り出す方法を考えよう．付表10（→ 213 頁）に，ある産院で出生した児200人の出生時体重のデータがある．その1つ1つの数値は，個人の有用な情報を伝えるものであるが，それをいくら眺めていても，集団特性を見いだすことは難しい．個々のデータのもつ個体差により，集団特性が隠されているためである．

　出生時体重など，数量データから集団情報を取り出す場合，通常，**度数分布表**が作成される．表20は，出生時体重データから作成した度数分布表である．数量データを，その大きさによりいくつかの群に分けることを**階級分け**という．階級分けされたデータは，いずれもその属する階級に定められた**階級値**をとるものとみなされる．階級値は通常，階級の中央値，すなわち，下限と上限の和を2で割った値が当てられる．階級分けは，データのもつ情報をある程度捨てることになるが，データの取り扱いを容易にし，集団特性をみやすくする．

　階級分けを行うために，まず階級数と階級幅を定める．階級数は 10 〜 20 がよいだろう．階級数があまり少ないと情報の損失が大きくなるし，多すぎると分布の特性が不明確となるので，データ数により階級数を増減することになる．階級幅を決めるには，データの中から最小値と最大値をみつけ，その範囲（最大値と最小値の差）を階級数で割り，その前後の数を階級幅とすればよい．階級幅は一定にしておくのが便利である．階級の下限は切りの良い数字にそろえるのがよい．そうすると，データがどの階級に属するか下の桁をみなくともわかる（この例では上2桁をみればよい）．表20では最小値 1,170 g，最大値 4,450 g で，範囲 3,280 g を 10 で割り，3,280/10 = 328 となり，300 g を階級幅にとり，階級数を 12 としている．

　データを順に階級に振り分けながら，"正"の字を書いて，各々の階級に属するデータの数を数える．これを**度数**という．"正"の字は，度数を合計してデータ総数と一致することを確かめてから消す．ある階級以下の度数を合計したもの

表 20.　出生時体重の度数分布表

番号	階級 下限	階級 上限	度数	累積度数	相対度数	累積相対度数
1	1,000 ～	1,299 g	1	1	0.5 %	0.5 %
2	1,300 ～	1,599	1	2	0.5	1.0
3	1,600 ～	1,899	2	4	1.0	2.0
4	1,900 ～	2,199	0	4	0.0	2.0
5	2,200 ～	2,499	5	9	2.5	4.5
6	2,500 ～	2,799	23	32	11.5	16.0
7	2,800 ～	3,099	48	80	24.0	40.0
8	3,100 ～	3,399	65	145	32.5	72.5
9	3,400 ～	3,699	32	177	16.0	88.5
10	3,700 ～	3,999	16	193	8.0	96.5
11	4,000 ～	4,299	4	197	2.0	98.5
12	4,300 ～	4,599	3	200	1.5	100
計			200	—	100	—

を累積度数という．たとえば，階級 2,200 ～ 2,499 の累積度数は，1 + 1 + 2 + 0 + 5 = 9 となるが，度数(5)に前の階級の累積度数(4)を加えて累積度数を計算できる．この操作を，第 1 階級から順に行えば計算が容易になる．

　2 つの分布を比較するとき，そのデータ数が異なると，分布の比較が困難となる．度数，累積度数を総数で割れば，全体が 1 となり，比較しやすい．各階級の度数を総数で割ったものを**相対度数**，累積度数を総数で割ったものを**累積相対度数**という．累積度数は累積相対度数を算出するためにある．累積相対度数からは，たとえば，表 20 で出生時体重 2,500 g 未満の児が全体の 4.5 % であることがわかる．出生時体重 2,500 g 未満を**低出生体重児**といい，低出生体重児割合は母子保健の水準を表す重要な指標である．

　度数分布表は最も基礎となる方法である．それは次節以降で説明するが，気軽に度数分布表を作成できるようにしておくことが肝要である．

◢◣演 習

付表 10 の出生時体重データについて，出産経験別，母親年齢 24 歳以下と 25 歳以上別，男児と女児別などで，度数分布表を作成しよう．

43 ヒストグラム －データの分布

　度数分布表から度数や相対度数を棒グラフ状に図示したものを，**ヒストグラム**
という．図51は出生時体重の度数分布表（表20→92頁）から画いたヒストグ
ラムである．棒グラフは柱の高さで統計値を表現するが，この例のように，連続
データのヒストグラムは面積で階級に属する者の割合を表現する．棒グラフは柱
の間を空けて画き，ヒストグラムは階級の上限と下限の上に柱を立てる．

　図51のヒストグラムからみられる，集団特性をいくつか挙げてみよう．

　　①全体として山型で，中央部が高く，両方の裾が急速に低くなっている．
　　②山が単峰である．
　　③峰が3,200 g付近にある．
　　④山は3,200 gを中心に，ほぼ対称である．
　　⑤データの7割くらいが2,800〜3,700 gの間にある．

　ヒストグラムの典型的な形として，山型とL型などがある．血圧や血清総コ
レステロールのように，ある値付近が正常というものは，山型を示すことが多い．
一方，血液，尿，母乳に含まれる異常物質（代謝産物や毒性物質）のように，正
常ならば0に近く，異常になると大きな値になるものは，L型を示す．図52は
その例である．山の峰の数から，**等質集団**か**混合集団**か，ある程度わかる．**単峰**
であれば等質集団であることが多く，**双峰**であれば混合集団の疑いが強い．対称
性について細かにみると，このヒストグラムはやや左に裾を引いている．対称で
ないことを**歪み**があるという．この歪みは，早産児（妊娠満37週未満の出生児）
が含まれているためである．それを除くと，今度はやや右に裾を引いたものにな
るが，それは必ずしも過期産児によるものではない．血液検査値など，多くのも
のでは，対称よりもやや右に裾を引く分布になることが知られている．

　離散データのヒストグラムの例を図53に示す．この図は，出産回数のデータ（付
表10→213頁）を度数分布表にして，それから画いたものである．画き方は，
各階級の度数に当たるところに・を打ち，線を立てればよい．このデータでは，

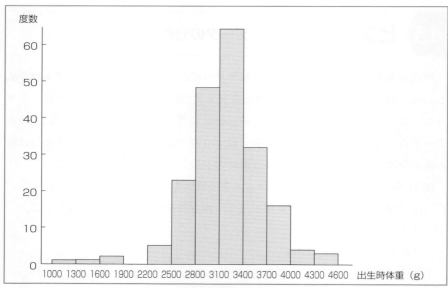

図 51. 出生時体重のヒストグラム

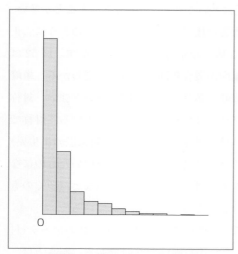

図 52. L 型のヒストグラム
（母乳中の農薬の濃度）

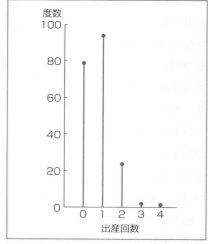

図 53. 出産回数のヒストグラム

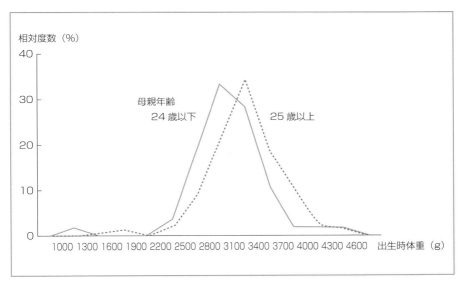

図 54. 母親年齢別，出生時体重の度数折れ線

初産が 79 件（39.5 %），経産が 121 件（60.5 %）である．

　ヒストグラムの各柱の中央を折れ線で結んだものを，**度数折れ線**という．ヒストグラムと違って，度数折れ線は複数のものを容易に重ねることができる．図 54 は，相対度数で画いた，母親の年齢が 24 歳以下と 25 歳以上における児の出生時体重の度数折れ線を重ねたものである．両者は類似した山型をしているが，24 歳以下では 25 歳以上よりも山が左にずれており，出生時体重のより軽い児が多いことがわかる．このように，個々のデータから読み取ることが困難である集団特性が，ヒストグラムや度数折れ線からみることができる．これらの手法は，とくに，集団特性を視覚的に表現するのに，便利な方法といえる．

✍ 演 習

　前節の演習で作成した度数分布表から，ヒストグラム，度数折れ線を作成しよう．

44 代表値 — 平均と中央値

　ヒストグラムは視覚的に集団特性を表現するには便利であるが，一方，数量的に，しかもごく少数個の数値で表現したいということもある．集団特性を数値で表したものを，**特性値**という．特性値の中で，集団全体の中心となる値を表すものを，**代表値**という．

　代表値の中で最も広く使われているのが，**算術平均**である．単に平均というと，算術平均を指すのが普通である．n 個のデータを x_1, x_2, $\cdots$, x_n で表す．ここで，x の添字 1 から n は，単にデータを区別するためであり，どのデータを 1 番にしてもよい．算術平均（$\bar{x}$ と書く）は，下式で表される．

$$\bar{x} = \frac{x_1 + x_2 + \cdots + x_n}{n}$$

　ところで，算術平均はどのような代表値であろうか．一言でいえば，データ群の重心である．ヒストグラムでみると，図形が釣り合うように置いた支点の位置が，算術平均に一致する（図 55）.

　中央値も代表値の 1 つである．中央値は，データを大きさの順に並べたとき，中央にくるデータである．データ数が奇数ならば $(n+1)/2$ 番目のデータ，データ数が偶数ならば，$n/2$ 番目と $(n/2+1)$ 番目のデータの和の 1/2 となる．ヒストグラムでみると，面積を縦に二等分する位置が中央値である（図 55）.

　ヒストグラムが対称に近ければ，算術平均と中央値はほとんど一致するが，歪んでくると，図 56 のように両者はだんだん離れていく．もし，極端にとび離れたデータが 1 つでもあると，それにより算術平均は大きく影響されるが，中央値は全く影響されないといってよい．このような違いを考慮して，両者を使い分けることが重要である．これ以外の代表値に**最頻値**がある．最頻値は，度数分布表で相対度数が最も高い階級の階級値（表 20 の例では 3,249.5 → 92 頁）である．階級分けの変更でその値が変化するので，実用上あまり重要とはいえない．

　ところで，算術平均をとるというのは，いかなる意味をもつデータ解析であろ

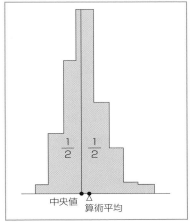

図 55. 早産児を除いた出生時体重のヒストグラムにおける算術平均と中央値の位置

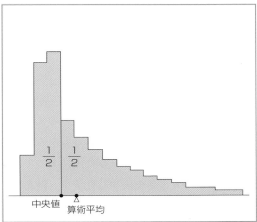

図 56. 歪んだヒストグラムの算術平均と中央値の位置

うか．いま，最大血圧 120，122，130 mmHg という 3 個のデータがあったとしよう．算術平均は (120 + 122 + 130)/3 = 124 となる．仮に 3 個のデータが異なる 3 人の血圧値であれば，算術平均は個体差という情報を捨てて，集団特性として中心の値を得ようという操作とみることができる．これは先に述べた場合である．一方，1 人に対して 3 回測定したものであれば，算術平均は測定誤差という情報を捨てて，真の血圧値を得ようという操作とみることができる．

上の 2 つの場合と全く異なる意味をもつものとして，国語，算数，英語の 3 科目について，学力評価のために，テストの点数の算術平均をとることがある．これは，算術平均と同じ算法を用いた一種の指標であって，代表値の 1 つである算術平均には当たらない．

一方，0–1 データの算術平均を考えよう．n 個のデータにおいて，1 が m 個，0 が $(n-m)$ 個とすると，算術平均は先の式から m/n となり，パーセントと一致することが分かる．0–1 データのパーセントは，データに含まれる変動を除くために用いられることから，表示の仕方が異なるものの，代表値の 1 つである算術平均に当たる．

45 散布度 — ばらつきの尺度

　出生時体重データ（付表 10 → 213 頁）をみると，2,000 g 未満から 4,000 g 以上まで，幅広くばらついている．付表において，＊印が付いた値は，早産児のものである．早産であれば，体重が軽いのは当然である．変動因にはこの他，母親の体格，妊娠中の栄養や病気の影響もあろうし，また遺伝的な要因もあろう．このように，データはいろいろな要因によってばらついている．

　ばらつきの大きさを表す特性値を，**散布度**という．散布度にはいくつかの尺度があるが，最も簡単なものは，データ群の最大値と最小値の差をみることで，これを**範囲**という．範囲では，最大値と最小値以外のデータについて，順序の情報しか利用していない．また，データが多くなるにつれて，範囲は大きくなる性質がある上，データが多い場合には最大値と最小値をみつけるのに手間もかかる．範囲はデータが少ないときに限って有用な散布度といえる．データの情報を完全に利用したものを有効な指標という．有効な散布度として最も広く使用されている**標準偏差**について，次に説明しよう．

　個々のデータと平均の差を，**偏差**という．偏差をある意味で平均することにより，ばらつきの尺度とすることができる．たとえば，図 57 において，A は B よりデータがばらついているが，それは，それぞれの偏差の大きさからわかる．ばらつきの大きさをみる場合，その方向は問題としないが，偏差には正負がある．偏差の符合を取り除くために，偏差の絶対値をとる方法もあるが，標準偏差では 2 乗する方法を採用している．偏差の 2 乗を平均したものを，**分散**という．分散の正の平方根が標準偏差である．データを $x_1, x_2, \cdots, x_n$ とすると，標準偏差 s は下式で表される．

$$s = \sqrt{\frac{(x_1-\bar{x})^2 + (x_2-\bar{x})^2 + \cdots + (x_n-\bar{x})^2}{n-1}}$$

　標準偏差の計算において平方根をとるのは，分散の単位が原データの単位の 2

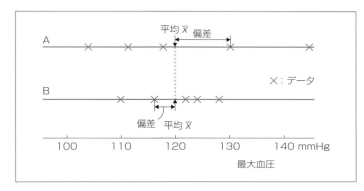

図 57. データの
ばらつき

乗となるゆえ，ばらつきの度合いの意味を考えるのに不適切だからである．たとえば，出生時体重の分散の単位は g^2 となるが，そのような単位は具体的な意味をもたない．これの平方根をとれば原データの単位 g に戻る．標準偏差の単位は，常に原データの単位と一致する．

　もう 1 つの問題は，分散を計算する際，n で割らず，$n-1$ で割ることである．偏差は n 個あるが，それを合計すると 0 になるので，$n-1$ 個の偏差の値が決まれば，自動的に残りの 1 個の偏差は決まってしまう．つまり，自由に動ける偏差は $n-1$ 個しかない．したがって，ばらつきの原因となる個数は，本質的には $n-1$ 個とみなすことができる．そのために，分散の計算においても $n-1$ で割るほうが理にかなっているといえる．

　標準偏差の意味を，一般的にヒストグラムの上からとらえるのは難しい．しかし，ヒストグラムがおおよそ山型をしていれば，平均から標準偏差の大きさを±した範囲に，データの約 7 割が入り，2 倍の標準偏差の範囲には，約 95 ％が入る．このようにみれば，標準偏差がばらつきの尺度となっていることが理解できよう．ところで，平均に標準偏差を±できるのは，標準偏差が平均と同じ単位をもつからで，このような表現は分散ではできない．

　極端にとび離れた値を，**はずれ値**という．平均の値は，1 つのはずれ値で大きな影響を受けるが（→ 44 節），標準偏差では一層影響が大きい．大きな偏差が 2 乗することで，さらに拡大されるためである．逆に，標準偏差の値が異常に大き

ければ，はずれ値の含まれていることが疑われる．はずれ値は，単純な記入上の誤りなどかもしれないし，あるいは異質なもの，たとえば，健常者の中に異常者が含まれているのかもしれない．はずれ値があるかどうか，もしあればいかなる原因かを探ることが重要である．

標準偏差は，平均と組み合わせて使う散布度である．一方，中央値と組み合わせて使う散布度に，**四分偏差**（あるいは四分位偏差ともいう）がある．ヒストグラムの面積を四等分する点を，**四分点**という．図58の四分点 Q_1, Q_3 は，それぞれ中央値で二等分された各部分を，さ

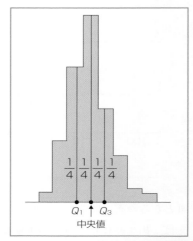

図 58. 早産児を除いた出生時体重のヒストグラムにおける四分点の位置

らに二等分する点である．$Q_3 - Q_1$ を**四分位範囲**といい，四分偏差は $(Q_3 - Q_1)/2$ である．なお，2 で割るのは習慣であるが，山型のヒストグラムの場合，四分偏差は標準偏差と類似した値となる．中央値は，はずれ値の影響をほとんど受けないが，四分偏差も同じ性質をもつ．

いま，100 m のものを測ると誤差が 1 m 出る物差し M_1 と，1 m のものを測ると誤差が 10 cm 出る物差し M_2 とでは，どちらが正確であろうか．測定の誤差は，物差し M_1：1 m/100 m = 0.01，物差し M_2：10 cm/1 m = 0.1 となり，物差し M_1 は M_2 より 10 倍正確といえる．一般に，値の大きいものは，ばらつきも大きいことが多い．平均の大きさで調整したばらつきの尺度に，(標準偏差)/(平均) がある．これを，**変動係数**という．標準偏差と平均は同じ単位をもつゆえ，両者の比である変動係数は単位がなくなる．

2019 年の国民健康・栄養調査をみると，30 歳代の男では身長の平均と標準偏差が 171.5 cm と 5.5 cm，体重がそれぞれ 70.0 kg と 13.0 kg である．この身長と体重ではどちらがばらついているといえるであろうか．標準偏差 5.5 cm と

表 21. 体力・運動能力調査結果 — 2019 年（17 歳，男）

	平均	標準偏差	変動係数
反復横とび	58.33 点	7.29 点	12.5 %
握力	41.53 kg	7.59 kg	18.3 %
上体起こし	31.86 回	6.42 回	20.2 %
立ち幅とび	228.97 cm	23.98 cm	10.5 %
50 m 走	7.16 秒	0.53 秒	7.4 %
長座体前屈	50.72 cm	11.39 cm	22.5 %

13.0 kg は単位が異なるので比較できないが，変動係数は単位がないので比較できる．身長の変動係数は 5.5/171.5 ＝ 0.032，体重のそれは 13.0/70.0 ＝ 0.186 となり，体重は身長の約 6 倍もばらついている．このように，変動係数は単位の異なるものの間でもばらつきの大きさを比較することができる．なお，変動係数を表現するときは，100 倍して，％で示すことが多い．

　表 21 は体力・運動能力調査（→ 27 頁）の結果の一部である．調査項目ごとのばらつきは，標準偏差の値でみるとかなりの開きがあるが，変動係数でみると 10 〜 20 ％ぐらいにおさまっている．多くの場合，変動係数は，この程度の範囲に入ることが経験的に知られている．先に，はずれ値をみつけることの重要性を述べた．そのためには，標準偏差では取り扱うデータのおおよその値を知っている必要があるが，変動係数では，値がこの範囲からかなりはずれているかどうかで判断できるので，一層便利である．

　特性値には，代表値，散布度の他，歪み度，尖り度と呼ばれるものがあるが，通常，代表値と散布度の 2 つが用いられる．とくに，ヒストグラムが正規分布（→ 121 頁）という山型の分布に近い場合には，平均と標準偏差だけで分布の特性はほとんど完全に表現される．一方，ヒストグラムが山型とは著しく異なる場合，平均と標準偏差だけで分布の特性を表現するのは適切でない．図 52（→ 94 頁）のような L 型のヒストグラムの場合には，平均はほとんど 0 に近い値となろう．しかし，注意すべきは，ごく少数であるが，かなり高い値の者がみられることである．この場合，平均よりもむしろ高い値の者の割合を示すほうが，有用な情報を提供するといえる．

46 パーセント点 — 分布の表現法

　分布の特性は，**パーセント点**（パーセンタイル値ともいう）で表現することも
できる．ある分布の「aパーセント点はxである」とは，観測データのうち，そ
の値がx以下になったものの割合がaパーセントであることを意味する．たとえ
ば，男子の身長の分布で「25パーセント点は160cmである」といえば，160cm
以下の人が全体の25％を占めていることになる．また，aパーセント点を“a％
点”と表示することもある．定義から明らかなように，分布の50％点は中央値
であり，また，四分点Q_1とQ_3（→100頁）はそれぞれ25％点と75％点である．
中央値と一緒に，25％点と75％点を示すことによって，データのばらつきの大
きさを，おおよそ表すことができる．

　縦軸にパーセントをとり，横軸に対応するパーセント点をとって点をプロット
し，線で結ぶと折れ線ができる．これは42節において説明した，累積相対度数
曲線（または累積分布曲線）に他ならない．

　パーセント点から，ある観察値が分布のどの辺りに位置づけられるか，見当を
つけることができる．表22は，乳児の体重分布のパーセント点を月齢別に示し
ている（平成22年乳幼児身体発育調査）．表より，たとえば，生後3〜4か月の
時点における男児の体重分布は，3パーセント点が5.12kg，10パーセント点が
5.61kgなどと読み取れる．したがって，この月齢における体重が5.4kgの男児は，
体重が軽いほうから3〜10％の辺りに位置するとみることができる．

　乳児の身体発育をみるには，表よりも曲線で表すほうがわかりやすい．図59は，
女児の月齢別体重分布の各パーセント点を，滑らかな曲線上にできるだけ載せる
ように画いたものである．ここで50％に対応する曲線は，平均的な児の成長曲
線にあたる（→26頁）．このグラフ上に，個人の月別体重をプロットしていけば，
発育の状況を，おおよそ把握することができるだろう．乳幼児身体発育調査結果
から，体重の他，身長，胸囲，頭囲の発育パーセント点曲線も作成され，母子保
健の場で利用されている．

表 22.　各月齢における乳児（男児）体重分布のパーセント点

月齢	パーセント						
	3	10	25	50	75	90	97
	kg						
1 ～ 2	3.53	3.94	4.35	4.79	5.22	5.59	5.96
2 ～ 3	4.41	4.88	5.34	5.84	6.33	6.76	7.18
3 ～ 4	5.12	5.61	6.10	6.63	7.16	7.62	8.07
4 ～ 5	5.67	6.17	6.67	7.22	7.76	8.25	8.72
5 ～ 6	6.10	6.60	7.10	7.66	8.21	8.71	9.20
6 ～ 7	6.44	6.94	7.44	8.00	8.56	9.07	9.57
7 ～ 8	6.73	7.21	7.71	8.27	8.84	9.36	9.87
8 ～ 9	6.96	7.44	7.94	8.50	9.08	9.61	10.14
9 ～ 10	7.16	7.64	8.13	8.70	9.29	9.83	10.37
10 ～ 11	7.34	7.81	8.31	8.88	9.48	10.03	10.59
11 ～ 12	7.51	7.98	8.48	9.06	9.67	10.23	10.82

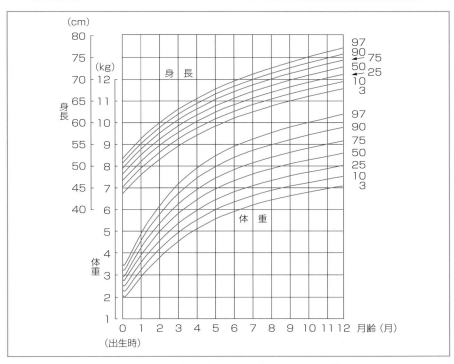

図 59.　乳児（女児）発育のパーセント点曲線
資料：平成 22 年乳幼児身体発育調査報告書，2011

47 箱ひげ図 ― 要約的な図表現

　連続データの分布を図に画く方法として，ヒストグラム，度数折れ線とともに，**箱ひげ図**が代表的である．箱ひげ図の作成手順を下記に示そう．図60は，母親の年齢が24歳以下と25歳以上における児の出生時体重の箱ひげ図を並べたものである．表23に，25％点，中央値，75％点，四分位範囲（→ 100，102頁）などの作成に必要な数値が示してある．まず，25％点と75％点で箱を作り（箱の幅は適当にする），中央値のところに線を入れて箱を区切る．「（25％点）− 1.5 ×（四分位範囲）」，「（75％点）+ 1.5 ×（四分位範囲）」の2つを内境界点という．2つの内境界点の内側で最も近いデータまで（内境界点の外側のデータを除く，最小値と最大値），箱から上下に線（ひげ）を延ばす．2つの内境界点の外側のデータを。で書き込む．この図は縦に画いているが，横に画いてもよい．

　箱ひげ図の箱は作成手順からわかるように，データ中央部の50％が入る．箱は中央値で二分され，それぞれの部分にデータの25％ずつが入る．また，上下のひげの先端までの間に，通常，データのほとんどが入り，。がはずれ値（→ 99頁）の候補となる．箱ひげ図はヒストグラムや度数折れ線と対応づけるとよい．図54（→ 95頁）は同じデータに対する度数折れ線である．

　データ分布が対称であれば，箱の中央に線が入り，上下のひげが同じ長さになる．また，正規分布（→ 121頁）では，上下のひげの間にデータの98％が入る．図60において，母親の年齢が24歳以下をみると，箱のおおよそ中央に線があるものの，下のひげが上のひげよりもやや長い．これは，分布が対称よりも小さいほうに裾を引き，やや歪んでいることを表している．はずれ値の候補は小さいほうに1つ（早産児のもの），大きいほうに2つある．43節（→ 93頁）で述べたように，この出生時体重の分布は，早産児のために小さいほうにやや歪んでおり，一方，早産児を除くと今度は大きいほうにやや歪んでくる．箱ひげ図にみられる傾向はその反映である．母親の年齢が25歳以上では，24歳以下と比べると，箱が上にあり，また，箱とひげがともにやや長い．これは，母親の年齢が25歳以上

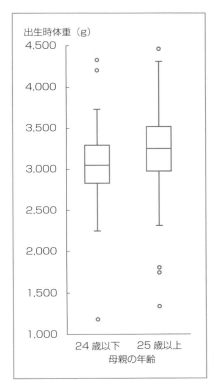

出生時体重（g）

24 歳以下　25 歳以上
母親の年齢

図 60.　母親年齢 2 区分別，
　　　児の出生時体重の箱ひげ図

表 23.　母親年齢 2 区分別，児の出生時体重の
　　　箱ひげ図に使用する数値

	母親の年齢	
	24 歳以下	25 歳以上
人数	57	143
25 ％点	2830.0 g	2975.0 g
中央値	3050.0 g	3245.0 g
75 ％点	3295.0 g	3520.0 g
四分位範囲	465.0 g	545.0 g
内境界点	2132.5 g 3992.5 g	2157.5 g 4337.5 g

のほうが児の出生時体重が重く，また，ばらつきがやや大きいことを表している．
　データの分布特性は，通常，データの中心位置とばらつきに要約され，平均と標準偏差あるいは，中央値，25 ％点と 75 ％点で表される（→ 99，100 頁）．箱ひげ図は後者の 3 つのパーセント点の位置を示し，また，分布の対称性とはずれ値に焦点を当てて，データの情報を要約的に示したものである．詳しい分布特性をみるものではない．データ数が 10 個程度あれば用いることができ，多くのデータ分布についても，箱ひげ図を並べて比較することができるので便利である．箱ひげ図は，元々，探索的データ解析の方法として提案されたものである．探索的データ解析とは，現実のデータ解析にあたって，データを眺め，その特徴を探索的に見いだすことをねらいとするものである．

48 平均と標準偏差の計算 — 乱数による抽出

　ここでは，平均と標準偏差の計算方法を述べる．算法の練習の場合も実際のデータを用いるのがよい．得られた値の意味を考えることができるからである．

　出生時体重データ（付表 10 → 213 頁）から，乱数表（付表 9 → 212 頁）を使って，計算練習用のデータを抽出してみよう．乱数表は，0 から 9 までの数字が同じ確率でランダムに並んでいる（→ 123 頁）．乱数表から乱数を取り出す方法としては，まず，乱数表の上に鉛筆を落として，出発点を決める．そこから横に進めば，2 桁の乱数が得られる．また，各 2 桁の数を 2 つに分け，1 桁の乱数とみることも，3 個ずつ区切って 3 桁の乱数とみることもできる．

　いま，乱数表の出発点を決めて《11　36　85　22　05　88　11　1》という乱数を得たとする．付表 10 のデータには，1 から 200 まで番号が付いている．そこで，この乱数を 3 個ずつ区切って 3 桁の乱数とみると，最初は 113 である．113 番目のデータを書き取る．次は 685 となるが，これはデータの個数 200 を超えている．その場合，たとえば 685 − 200 − 200 − 200 = 85 のように，乱数からデータの個数を引く操作を繰り返してデータの個数以下にし，その番号，すなわち，85 番目のデータを書き取る．同様にして，乱数に対応するデータを抽出する．このような抽出法を，**単純無作為抽出**という．単純無作為抽出とは，標本の大きさを n とすると，対象集団のどの n 個の組み合わせも，標本に選ばれる確率が同じである抽出をいう．

　いま，大きさ 5 の標本を抽出したとしよう．データ（x_i）を書き取ったら，表 24 のように，まず，その和を求め，データの個数で割って平均 $\bar{x}$ を求める．標準偏差の求め方としては，まず，データから平均を引いた偏差（$x_i - \bar{x}$）をデータごとに計算し，偏差の列に記入する．その和は数式の上では必ず 0 になるので，それで計算のチェックができる．ところが，実際の計算では，まるめの誤差のためにぴったり 0 にならないことも起こりうる．**まるめの誤差**とは，数値を四捨五入などにより，まるめて計算するために起こる誤差をいう．まるめの誤差を考慮

表 24. 平均と標準偏差の計算表

番号 (i)	x_i	$x_i - \bar{x}$	$(x_i - \bar{x})^2$	x_i^2
1	3,490	309	95,481	12,180,100
2	3,230	49	2,401	10,432,900
3	3,645	464	215,296	13,286,025
4	2,640	−541	292,681	6,969,600
5	2,900	−281	78,961	8,410,000
和	15,905	0	684,820	51,278,625

平　　均：$\bar{x} = \{x_i \text{の和}\}/n = 15,905/5 = 3,181$

分　　散：$s^2 = \{(x_i - \bar{x})^2 \text{の和}\}/(n-1) = 684,820/4 = 171,205$

標準偏差：$s = \sqrt{s^2} = \sqrt{171,205} = 414$

し，計算の途中では，求めたい桁数よりもいくつか桁数を増やして計算するのがよい．ただ，原データのもつ有効な桁数（これを**有効数字**という）を考慮することが大切である．

　次いで，各偏差の 2 乗 $(x_i - \bar{x})^2$ を計算して，その和を求める．これを，**平方和**という．平方和を（データの個数）− 1，で除すと，それが分散 s^2 である．分散の正の平方根を求めると，それが標準偏差 s である．この例では，平均が 3,181 g，標準偏差が 414 g となる．

　標準偏差の計算には，上のような偏差から求める方法以外に，データの 2 乗 (x_i^2) を計算して求める方法もある．

$$s = \sqrt{\frac{(\text{データの 2 乗の和}) - (\text{データの和}) \times (\text{平均})}{(\text{データの個数}) - 1}}$$

$$= \sqrt{\frac{51,278,625 - 15,905 \times 3,181}{5 - 1}} = 414$$

　この方法による標準偏差は，偏差から求めたものと一致しているが，このことは数式の上からいつも成り立つことである．

▨ 演習

付表 10 の出生時体重データから付表 9 の乱数表を使って，大きさ 5 の標本を抽出し，計算表を作って，平均と標準偏差を計算しよう．

49 散布図と相関係数 ─2変量データの分布

　各個体について，身長と体重などの2つの項目のデータが対になって得られたとき，2変量データといい，個々の項目の平均と標準偏差とともに，項目間の関連性に関心が生ずる．図61は，ある地域の健康診断を受診した男50人のデータ（付表11 → 216頁）から作成した**散布図**である．①は身長を横軸，体重を縦軸にとり，各個体のデータを座標上に打ったものである．散布図は2つの連続データ間の関連性をみるものであり，データの絶対的な大きさを問題にしないので，座標軸上に0点がなくともよい．①の目盛でも各項目の最小値を参考にしている．

　図61①では，点の散らばりが右上がりの楕円に近い形で，これは身長の高い人が総じて体重も重いことを表している．このように一方が大きいと，他方も大きいとき正の相関，逆に，他方が小さいとき（右下がりの形）負の相関という．

　相関の程度を表す尺度に**相関係数**がある．n人のデータの対を $(x_1,\ y_1)$，$(x_2,\ y_2)$，…，$(x_n,\ y_n)$ と表すとき，相関係数は下式で定義される．

$$r = \frac{(x_1 - \bar{x}) \cdot (y_1 - \bar{y}) + \cdots + (x_n - \bar{x}) \cdot (y_n - \bar{y})}{n-1} \cdot \frac{1}{s_x \cdot s_y}$$

ここで，s_xとs_yはそれぞれxとyの標準偏差である．身長と体重のデータから相関係数は0.48と計算される．この式の第1項は**共分散**と呼ばれ，xとyが同じものであれば，分散の式に一致する．また，rの式はxとyを交換しても変わらず，両者の関係が双方向的であることを注意しておこう．

　相関係数は散布図での点の散らばり具合を1つの値で表現したものであり，すべての点が右上がりの直線上に並んだとき1，右下がりの直線上に並んだとき−1，全くランダムに散らばったとき0となる．相関係数の値と散布図（図61①〜④）を対応づけて覚えておくとよい．ただし，図62①では，項目間に2次曲線的な関連があるが，相関係数は0に近い．②のように一部の点が飛び離れている場合，相関係数の値はかなり大きくなる．相関係数は全体的な直線的関連をみるもので，一般的な関連性は散布図からみるほうが無難といえる．

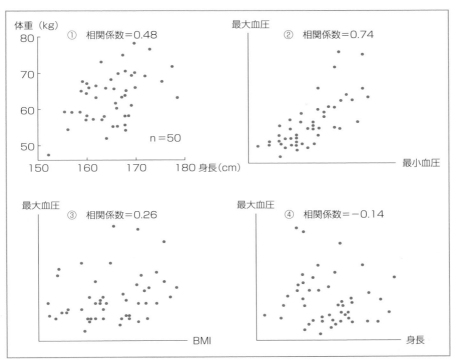

図 61.　健康診断データの散布図と相関係数

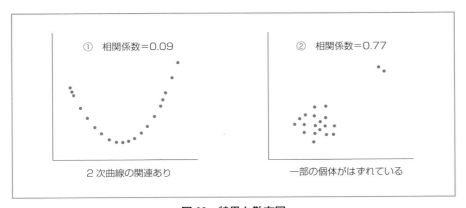

図 62.　特異な散布図

50 関連性の解析 — 出生時体重のデータ

　記述的解析のいくつかの手法を説明してきたが，それらを用いて，出生時体重データ（付表10 → 213頁）を解析してみよう．解析にあたっては，まず，解析目的を明確化，具体化することが肝要である．ここでは，母親の年齢と児の出生時体重の関連性をみることを解析目的としよう．一般に，2項目の関連性の解析においては，一方の項目が原因で，他方の項目がその結果と考えることが多い．この例でも，母親の年齢が仮説的原因で，児の出生時体重をその結果とみている．

　母親の年齢は，本来，数量データであるが，いま，24歳以下と25歳以上の2群に分類したケースを考えよう．このとき，関連性の解析として，児の出生時体重のデータ分布について，2群間の比較が行われる．図54（→ 95頁）の度数折れ線をみると，いずれの群のデータ分布も山型，単峰であり，おおよそ左右対称とみられる．24歳以下の群では，25歳以上よりも，山が左にずれているが，山の広がりは同程度である．これを特性値で表すと（表25），24歳以下の群の出生時体重の平均は3,046gで，25歳以上のそれ3,228gよりも182g軽い．標準偏差は両群とも460g余りである．これらの結果から，母親の年齢が24歳以下は25歳以上よりも児の出生時体重が軽いという関連性が伺われる．

　このケースは，仮説的原因の項目が2カテゴリー，その結果が連続データであり，関連性の解析では，基本となるデータ形式の1つである．それ以外として，仮説的原因とその結果の2項目がともに連続データの場合には，散布図と相関係数が使用できるが，これは49節で説明した．また，2つの項目がともに質的データの場合には，**分割表**とパーセントが使用できる．一方の項目のカテゴリー数をR，他方のそれをCとすると，R行，C列の表ができ，これを$R \times C$分割表という．2×2分割表は41節で扱ったゆえ，それ以外の分割表を説明しよう．

　表26と表27は，出生時体重データから得た分割表である．表26では，出生時体重は3カテゴリーに分類し，順序データである．24歳以下の群では，25歳以上の群よりも，出生時体重の軽いカテゴリーに該当する者のパーセントが大き

表 25.　母親の年齢 2 区分別，児の出生時体重の平均と標準偏差

母親の年齢	人数	出生時体重	
		平均	標準偏差
24 歳以下	57	3,045.7 g	462.2 g
25 歳以上	143	3,227.9 g	464.6 g

表 26.　母親の年齢 2 区分別，出生時体重 3 区分の割合　（　）内は％

母親の年齢	出生時体重			計
	3,000 g 未満	3,000 〜 3,200 g 未満	3,200 g 以上	
24 歳以下	25 （43.9）	13 （22.8）	19 （33.3）	57 （100）
25 歳以上	39 （27.3）	27 （18.9）	77 （53.8）	143 （100）
計	64	40	96	200

表 27.　母親の年齢 3 区分別，出生時体重 2 区分の割合　（　）内は％

母親の年齢	出生時体重		計
	3,000 g 未満	3,000 g 以上	
24 歳以下	25 （43.9）	32 （56.1）	57 （100）
25 〜 29 歳	27 （31.8）	58 （68.2）	85 （100）
30 歳以上	12 （20.7）	46 （79.3）	58 （100）
計	64	136	200

く，逆に，重いカテゴリーのパーセントが小さい．一方，表 27 では，母親の年齢が 3 カテゴリーで，また，出生時体重データは 0-1 データである．母親の年齢が 24 歳以下，25 〜 29 歳，30 歳以上と高い群ほど，出生時体重の軽いカテゴリーの割合が小さいことがわかる．このような傾向性をみることは，関連性から因果関係を考える上で，大変に有用である（→ 192 頁）．

　関連性の解析では，仮説的原因とその結果だけでなく，第 3 の因子を考慮することもある．ここでは，基本となる考え方に触れておこう．いま，表 25 の解析結果を受けて，第 3 の因子として，母親の出産経験を考慮するとしよう．図 63 は，児の出生時体重の平均について，母親の年齢と出産経験を組み合わせた 4 群ごとに示した模式図である．仮に，①の結果を得たとすると，初産の母親では，出生時体重の平均が 24 歳以下と 25 歳以上で同じ，経産の母親でも同様であり，一方，同じ年齢区分では初産で経産よりも出生時体重が軽い．これは出生時体重が母親

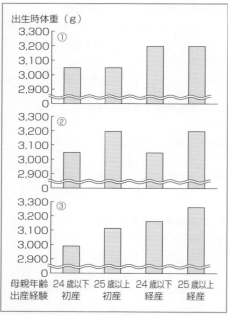

図 63. 母親年齢と出産経験別，出生時体重の平均（模式図）

の年齢と関連せず，出産経験と関連することを意味している．24 歳以下の母親には初産が多く，経産が少ないゆえ，仮に①が正しくとも表 25 のような結果が観察される可能性がある．この点は第Ⅳ部で詳しく議論しよう．一方，②の結果を得たとすると，出産経験によらず，母親の年齢で児の出生時体重のデータ分布が異なることになる．実際，このデータを解析すると③の結果となり，母親の年齢と出産経験のいずれも，児の出生時体重と関連する傾向が伺える．関連性の解析では，実質科学の視点から因子が選択され，議論が深められる．

✐ コラム　データの系統変動と偶然変動

　調査や実験から得られるデータには，変動が含まれる．一定の方向性をもつ変動と方向性が認められないものに分けられ，前者を系統変動，後者を偶然変動と呼ぶ．系統変動は，影響の大きな特定の変動因が関与しており，そのため方向性が生ずる．一方，偶然変動は，影響の小さな数多くの変動因が様々な方向に作用するため，方向性が定まらない，とみられる．

　系統変動の原因は科学研究により追求する価値のあるものである．一方，偶然変動はその原因を追求するよりも，変動の大きさを評価したり，縮小させたりすることが現実的な対応になろう．系統変動の変動因の一部が解明されれば，これを制御して他の系統変動の探索へと歩を進めることができる．

第 III 部

統計的推論

第 III 部では，標本による母集団特性，ならびに，仮説に関する推論方法を説明する．その基礎理論として確率，確率分布，期待値などの諸概念を解説し，保健統計分野で多用される区間推定や仮説検定の方法とその推論の意味を述べる．また，回帰分析を説明し，因果関係の探求に向けての方法を検討する．

51 事象と確率 — 血圧の分類

　観察や実験の結果を，**事象**と呼ぶ．疾病の発生や児の出生がみられたとき，それぞれの事象が"生起した"という．たとえば，集団健診で高血圧者が見いだされたとき，"集団から1人抽出して高血圧である"という事象が起こったという．事象の否定も1つの事象と考え，**余事象**と呼ぶ．例では，高血圧でない者が見いだされることが，余事象となる．いくつかの事象を合わせると，新たな事象が作られる．事象Aと事象Bの**和事象**はAまたはBいずれかの事象が生起すること，事象Aと事象Bの**積事象**はAかつBの両方の事象が生起することである．図に表すと，相互の関係が理解しやすい．図64には，事象Aの余事象，事象Aと事象Bの積事象，事象Aと事象Bの和事象を，それぞれ斜線部で示している．

　血圧の分類基準(高血圧治療ガイドライン2019)では，①**正常血圧**は最大血圧が120 mmHg 未満かつ最小血圧が 80 mmHg 未満，②**高血圧**は最大血圧が 140 mmHg 以上あるいは最小血圧が 90 mmHg 以上，③これら以外を**正常高値血圧・高値血圧**と定めている．図65をみると，(b)正常血圧は事象「最大血圧が 120 mmHg 未満」と事象「最小血圧が 80 mmHg 未満」の積事象，(c)高血圧は事象「最大血圧が 140 mmHg 以上」と事象「最小血圧が 90 mmHg 以上」の和事象，(d)正常高値血圧・高値血圧は事象「正常血圧」と事象「高血圧」との和の余事象である．

　2つの事象に重なり部分がないとき"互いに**排反**"という．互いに排反な事象では，一方が生起するとき，他方が生起することはない．また，起こりうるすべての事象の和事象を**全事象**と呼ぶ．高血圧と正常高値血圧・高値血圧と正常血圧はいずれも互いに排反，また，これらの和事象は全事象になる．分類において，分類区分が排反，それらの和が全事象になることが要請される（→ 22 頁）．

　事象により，頻繁に生起するものと，めったにみられないものとがあるが，その程度を示すものが，**確率**と呼ばれる値である．ある事象の確率として0と1の間の値が与えられ，この値が1に近いときその事象は生起しやすく，0に近いとき生起し難いことを表す．サイコロを投げたとき，"1の目が出る"，という事象

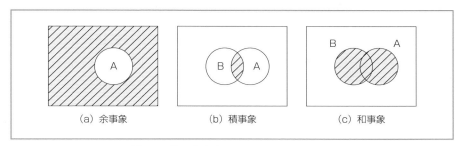

図 64. 様々な事象（斜線部が該当の事象）

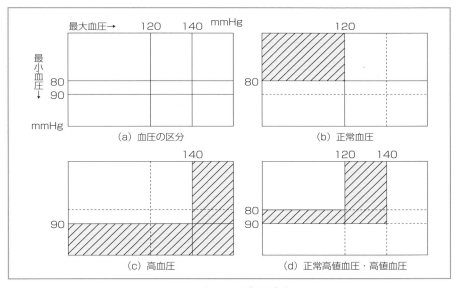

図 65. 血圧の分類と事象

表 28. 性別，出生・死産別の双生児件数

総件数				12,250（対）	
（男生，男生）	4,338	（男生，男死）	300	（男死，男死）	579
（男生，女生）	1,732	（男生，女死）	39	（男死，女死）	459
（女生，女生）	4,348	（女生，男死）	54	（女死，女死）	149
		（女生，女死）	252		

資料：1974 年人口動態統計社会経済面調査「複産」．ただし，性別不詳は除く．

が起こる確率は 1/6 である．これはサイコロが，どの目もできるだけ等しい頻度
で出るように作られているからである．いま，このサイコロを 10 回投げ，2 回，
1 の目が出たとき，比率 2/10 は，1 の目の出る確率を推定するものになる．なお，
これ以外の確率の捉え方については，第Ⅳ部の 79 節（→ 190 頁）で触れる．

　表 28 は，性別，出生・死産別に双生児対の件数を示したものである．（男生，
女死）の対は，双生児の 1 人が男で出生，他が女で死産を表す．双生児が "共に
出生" の事象（表の左の列）は 10,418 件で，全双生児の 85 ％である．これより，
双生児の出産で，共に出生の確率はおおよそ 85 ％と推定できる．双生児が共に
死産の確率は 10 ％であり，1 人が出生で他が死産の事象は "共に出生" と "共
に死産" の和事象の余事象ゆえ，確率は 1 −（0.85 + 0.10）＝約 5 ％と推定される．
また，双生児が共に男の事象の確率は 43 ％，共に女の確率は 39 ％である．これ
より，同性双生児率は 82 ％，異性双生児の確率は 18 ％と推定される．

　ところで，双生児はその発生機序から一卵性と二卵性に分けられる．一卵性双
生児は受精卵が卵割の初期に 2 つ別々の個体に発育したものであり，同性となる．
二卵性双生児は何らかの原因により，ほぼ同時に排卵された 2 つの卵に受精し，
発育したものであり，同性と異性のいずれも起こりうる．受精した精子が X と
Y のいずれの染色体をもつかによって，それぞれ女性と男性となる．これらの精
子は同数存在し，また，2 つの卵の一方に X と Y のいずれの染色体をもった精
子が受精しようと，全く無関係に，他方の卵に X と Y のいずれかの染色体をもっ
た精子が受精するとみてよい．

　いま，A と B の 2 つの貨幣を投げたとき，A が表か裏かは B の結果に影響し
ない．このとき，A と B の事象は互いに**独立**といい，A が表かつ B が表の確率
はそれぞれの事象の確率の積で与えられ，1/2 × 1/2 = 1/4 となる．同様に，A
が表かつ B が裏，A が裏かつ B が表，A が裏かつ B が裏となる事象の確率はい
ずれも 1/4 と計算される．上の例に当てはめると，二卵性双生児では男と男，男
と女，女と男，女と女の確率が同じとなり，同性と異性のケースが等しい確率で
起こる．異性双生児（18 ％）は二卵性ゆえ，同性の二卵性双生児率も 18 ％と推
定され，残りの 64 ％が一卵性双生児率と推定される．

52　確率分布（1）—2項分布

　一定の条件の下で行われる実験のように，試行の繰り返しにより，試行データが得られる．コインを投げて表か裏かをみる，という簡単な実験を考えよう．この実験では，1回目の結果が2回目の試行に何ら影響を及ぼさない．一般に，実験では，このような独立試行を原則とする（→77頁）．

　X は，コインを投げて表のとき 1，裏のとき 0 という値を取ると決める．一般に，事象に対して値が決まる変数を**確率変数**という．確率変数の取る値は確率で支配される．例では $X = 0$，1 となる確率は共に 1/2 である．これを，

$$P\{X = 0\} = 1/2 \qquad P\{X = 1\} = 1/2$$

と書く．$P\{\ \}$ の P は Probability（確率）の頭文字である．なお，統計学には，確率変数を大文字で，それ以外の値を小文字で表す習慣がある．たとえば，$P\{Y = y\}$ と書けば，確率変数 Y が y という値を取る確率を意味する．

　X は 0 と 1 しか取りうる値がないので，これで，X の取る値を支配している確率がすべて決まったことになる．このように確率変数の取りうるすべての値に確率が定められたとき，これを**確率分布**という．

　この例のように，試行の結果が 0 か 1 であるような母集団を，**2項母集団**といい，その確率分布を **0–1分布**という．いま，1 の値を取る確率を p とおくと，0–1分布は p により定まる．p を 0–1分布の**パラメータ**という．コイン投げの場合，$p = 1/2$ である．

　2項母集団から大きさ n の標本を取り出して，それを X_1，X_2，…，X_n とおく．それらの和を，$Y = X_1 + X_2 + \cdots + X_n$ とすると，Y は 1 の個数を表している．Y の確率分布を，**2項分布**という．2項分布では n と p がパラメータになる．$n = 20$，$p = 0.3$ の 2項分布を図 66 に示す．

　いま，200 人の集団があり，その中に 60 人の高血圧者が含まれているとしよう．この集団から 20 人の標本を取り，その中の高血圧者数を Z とおく．実際は，1

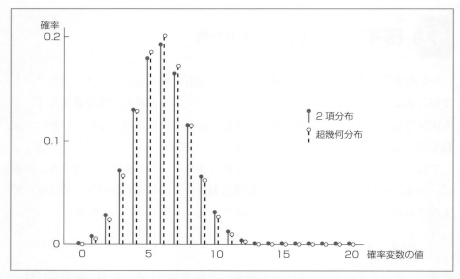

図66.　2項分布（$n = 20$，$p = 0.3$）と超幾何分布（$N = 200$，$M = 60$，$n = 20$）

人選んでから次の人を選ぶ際，最初に選んだ人を元に戻して，再び200人から選ぶようなことはしない．元に戻す抽出を**復元抽出**，戻さない抽出を**非復元抽出**という．Zのように，0と1を要素とする**有限母集団**から非復元抽出によって得られた標本の中に含まれる1の個数が従う確率分布を，**超幾何分布**という．超幾何分布は，有限母集団のサイズN（例では200），そこに含まれる1の個数M（同，60），標本の大きさn（同，20）をパラメータにもつ．非復元抽出では1回目と2回目の試行は独立にならない．仮に1人目が高血圧でなければ，2人目が高血圧である確率は60/199であり，1人目が高血圧であれば59/199となる．しかし，抽出する標本の大きさに比べて，集団が十分に大きい場合，各試行は"ほぼ独立"とみてよい．この場合も，Zの確率分布は$n = 20$，$p = 0.3$の2項分布で近似できる．図66のように，両者の分布はよく一致している．

　図66から，$n = 20$の標本の中に高血圧者が6人含まれている確率が最も高いことがわかる．高血圧者が5〜7人含まれている確率はおおよそ0.5となり，一方，3人以下や9人以上となることも各々0.1程度の確率で起こる．

53 確率分布（2）— ポアソン分布

　確率変数の取る値が離散的なとき，その確率分布を**離散分布**という．連続的なとき**連続分布**という．離散分布の代表的なものとしては，前節の 0 − 1 分布，2 項分布，超幾何分布の他，以下に述べる**ポアソン分布**がある．

　一定の時間内あるいは区域内に，互いに独立に発生する稀な現象の起こる回数などは，ポアソン分布によく当てはまる．いま，ある一定期間を観察したとき，図 67 のような時点で疾病の発生があったとする．この観察期間を細かく n 等分して考えると，各微小期間内に 2 回以上発生する確率は無視できるほど小さい．また，疾病の発生が独立ならば，ある微小期間に疾病の発生があろうとなかろうと，別の微小期間の発生には影響しない．

　図 67 のように，疾病が発生した微小期間には○，発生しなかった微小期間には×を対応させれば，観察期間内の発生件数は 2 項分布となる．この観察期間での平均発生件数を λ とおくと，2 項分布のパラメータは n と $p = \lambda/n$ となる．ここで，λ を固定しながら n を大きくすると，2 項分布は一定の確率分布に近づいていく．それがポアソン分布である．ポアソン分布はパラメータとして，平均 λ だけをもつ．表 29 から $n = 20$，$p = 0.05$ の 2 項分布と，$\lambda = np = 1$ のポアソン分布の確率は，ほとんど一致することが読み取れる．

　図 68 は，ある地域における，1982 年 1 月から 1985 年 12 月までの 48 か月間における先天異常の乳児死亡を観察したものである．総件数は 41 であるので，平均発生件数は $41/48 = 0.85$ になる．これをパラメータ λ の推定値として，ポアソン分布の理論度数を算出すると，表 30 のように観察された度数が，理論度数によく一致しているのがわかる．また，ある地域を一定のます（1 km 平方など）に分割し，その単位区域における先天異常の乳児死亡を観察すると，観察された度数とポアソン分布から計算された理論度数が，おおよそ一致する．

　先天異常死亡のように，稀な現象であり，また，互いに独立に発生すると思われるものは，時間的にも地域的にもおおよそポアソン分布に従うのである．

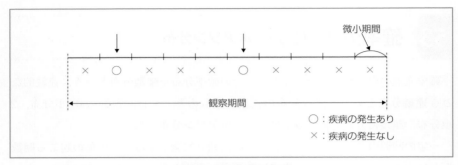

図 67. 疾病の発生状況

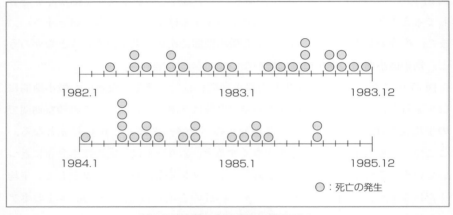

図 68. 月別の先天異常の乳児死亡

表 29. ポアソン分布と 2 項分布

確率変数の値	ポアソン分布（λ = 1）	2 項分布（n = 20, p = 0.05）
0	0.3679	0.3585
1	0.3679	0.3774
2	0.1839	0.1886
3	0.0613	0.0596
4	0.0153	0.0133
5	0.0031	0.0022
6	0.0005	0.0003
7	0.0001	0.0000

表 30. 月別の先天異常の乳児死亡の度数分布と理論度数

死亡件数（x_i）	度数（f_i）	$x_i \cdot f_i$	理論度数
0	20	0	20.4
1	18	18	17.5
2	8	16	7.5
3	1	3	2.1
4	1	4	0.5
和	48	41	48.0

理論度数：ポアソン分布（λ = 41/48）から計算された度数.

54 確率分布（3）— 正規分布

　度数分布表の度数から作成されたヒストグラム（→ 93 頁）の面積は，データ総数に対応し，度数をデータ総数で割った相対度数のヒストグラムの面積は 1（すなわち 100 %）になる．度数折れ線の下の面積も同じように 1 である．データ数を増やすとともに階級幅を狭めていくと，相対度数から作成された度数折れ線は 1 つの曲線に近づいていく．これを**度数曲線**という．度数曲線の下の面積も，やはり 1 である．

　離散分布は，確率変数の取る値ごとに確率を定めて表現されるが，連続分布は**密度関数**により表現される．密度関数は負の値を取らず，その曲線の下の面積が 1 である．確率変数 X の密度関数が定められたとき，X が $a \leqq X \leqq b$ の値を取る確率は，図 69 の斜線部の面積で表される．a と b が重なれば，面積は 0 となる．一般に，連続的な確率変数が特定の値を取る確率は 0 である．密度関数の曲線を度数曲線と対応づけると，その意味がわかりやすい．

　正規分布は，統計上最も重要な連続分布である．その密度関数は，図 70 のような両側に裾を引く，左右対称の釣鐘型をしている．この分布は μ と σ の 2 つのパラメータをもつ．μ は左右対称の中心位置を表し，σ は μ から変曲点（グラフが上に凸から下に凸，あるいは下に凸から上に凸に移行する点）までの距離に等しい．μ の値を変えると，分布は左右に移動するが，形は変わらない．

　図 71 のように σ を大きくすると，形が扁平に，σ を小さくすると細長くなる．

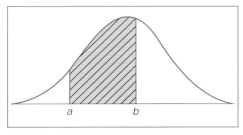

図 69. 連続分布の密度関数

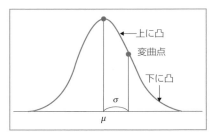

図 70. 正規分布の密度関数

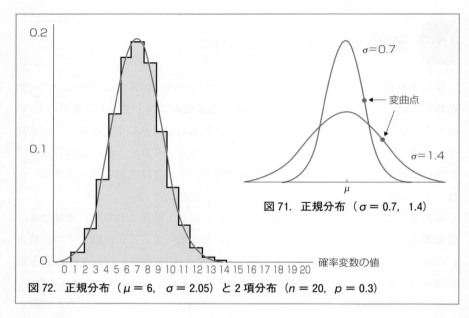

図 72. 正規分布（$\mu = 6$, $\sigma = 2.05$）と 2 項分布（$n = 20$, $p = 0.3$）

μ が後述する正規分布の平均，σ が標準偏差に対応する（→ 126 頁）．なお，μ から σ だけ ± した範囲が 68 ％，2 倍の σ を ± した範囲が 95 ％になる．正規分布の中で，とくに $\mu = 0$，$\sigma = 1$ のものを，**標準正規分布**という．

2 項母集団から大きさ n の標本を取り，それを X_1, X_2, …, X_n とすると，その和，$X_1 + X_2 + \cdots + X_n$ は 2 項分布に従う（→ 117 頁）．ところで，n を大きくすると，その和の分布は正規分布で近似できることが知られている．実際，図 72 のように，$n = 20$，$p = 0.3$ の 2 項分布は，$\mu = 6$，$\sigma = 2.05$ の正規分布でよく近似できる（→ 128 頁）．一般に，$X_1 + X_2 + \cdots + X_n$ のような，独立した確率変数の和の分布は，n が大きくなるとともに正規分布に近づいていくが，これを**中心極限定理**という．

身長や体重に限らず，生物体に関する計量値は，多くの場合，正規分布によく当てはまることが知られているが，これらの量が，多数の遺伝要因や環境要因の偶然的な組み合わせにより支配され，それらが加法的に働くことによる，と説明されている．

55 乱数による実験 — 中心極限定理

　一定の確率分布から独立に取り出された確率変数の実現値を，**乱数**という．次々に得られる乱数の集まりを乱数列という．図 73 のような密度関数をもつ確率分布を**一様分布**という．一様分布は，ある区間の間の値がすべて "一様" に生ずるという分布で，連続分布の 1 つである．区間が 0 と 1 の一様分布からの乱数を一様乱数というが，通常，乱数といえば一様乱数を指す．

　0 から 9 までの乱数を得る方法としては，たとえば，0 から 9 までの数字を書いた紙を袋に入れて，よくかき混ぜ，目を閉じて 1 枚引けばよい．2 個目以降の乱数は，引いた紙を元に戻し，同様の操作を繰り返せばよい．ところが，このような操作をせず，付表 9（→ 212 頁）のような乱数表を用いて，乱数を得るのが普通である．**乱数表**とは，乱数をならべたものをいう．

　以下のような 2 桁の乱数を，付表 9 の乱数表から抽出したとしよう（抽出方法は→ 106 頁）．

　　　64　12　82　31　72 ……

　この乱数に小数点を付けて，0.64，0.12，……とみることにすると，これは，一様分布に従う確率変数の値とみることができる．実際に，一様分布に従っていることを，確かめてみよう．

　図 74 は，200 個の乱数を抽出して，それから作成したヒストグラムである．このヒストグラムは，図 73 の一様分布の密度関数に近く，乱数がおおむね一様分布に従っていることがわかる．さらに，標本を追加していくと，ヒストグラムはでこぼこが少なくなり，一層，図 73 に近づくだろう．

　いま，上の 2 桁乱数を 3 個ずつ取って和を求めると，最初の組の和は，

　　　$0.64 + 0.12 + 0.82 = 1.58$

となる．これは，一様分布に従う，互いに独立な 3 個の確率変数の和の値，とみ

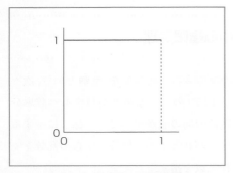

図73. 一様分布の密度関数
（区間が 0 と 1）

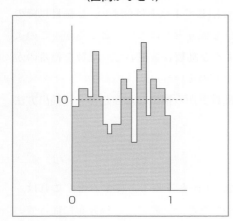

図74. 乱数（200個）の
ヒストグラム

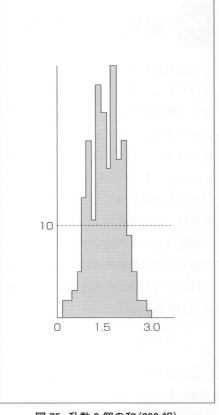

図75. 乱数 3 個の和(200 組)
のヒストグラム

　ることができる．さらに，この操作を繰り返して，乱数 3 個の和を 200 組抽出す
ると，図 75 のようなヒストグラムが得られる．このヒストグラムは，1 つ 1 つ
の乱数のヒストグラム（図 74）と異なり，ほぼ左右対称の山型をしている．

　独立した確率変数の和の分布は，その個数 n が大きくなると，正規分布に近
似する．これを，中心極限定理（→ 122 頁）というが，この実験から一様分布の
場合には，$n = 3$ ぐらいでも，かなり正規分布に近づくことがわかる．このよう
に乱数を発生させて行う模擬実験を**シミュレーション**という．

56 期待値 ― 平均との関係

　10万枚の中に，100万円の当たりくじ3枚，1万円の当たりくじ50枚を含む宝くじがあるとしよう．このくじを1枚買ったときの賞金をXとおく．$X =$ 100万円となる確率は10万分の3，$X = 1$万円となる確率は2千分の1，$X = 0$ となる確率は$1 - 1 / 2,000 - 3 / 100,000$である．このとき，次のように賞金が当たるという確率に，各賞金額を乗じて和をとると，

$$1,000,000 \times \frac{3}{100,000} + 10,000 \times \frac{1}{2,000} + 0 \times \left\{ 1 - \frac{1}{2,000} - \frac{3}{100,000} \right\} = 35$$

となるが，これをXの**期待値**という．一般に，期待値は，確率変数の各実現値とその事象が生起する確率の積の総和をいい，$\mathrm{E}\{X\}$ またはμで表す．この例は賞金総額350万円を10万枚で割ったもので，平均に他ならない．期待値は平均とも呼ばれる．$(X - \mu)^2$をYとおいて，Yの期待値を考えると，

$$\mathrm{E}\{Y\} = \mathrm{E}\{(X - \mu)^2\}$$

となるが，これをXの**分散**といい，$\mathrm{V}\{X\}$ またはσ^2で表す．$\sqrt{\mathrm{V}\{X\}}$ （σで表す）を，**標準偏差**という．

　いま，階級分けされたデータがあり，その度数分布表（→ 91頁）からデータの平均$\bar{x}$と標準偏差sの値を計算してみよう．データ数をn，階級数をk，階級値をx_1, x_2, $\cdots$, x_kとし，各階級の度数をf_1, f_2, $\cdots$, f_kとおくと，

$$\bar{x} = x_1 \frac{f_1}{n} + x_2 \frac{f_2}{n} + \cdots + x_k \frac{f_k}{n}$$

$$s = \sqrt{(x_1 - \bar{x})^2 \frac{f_1}{n} + (x_2 - \bar{x})^2 \frac{f_2}{n} + \cdots + (x_k - \bar{x})^2 \frac{f_k}{n}}$$

である．ここで，$f_1/n, f_2/n, \cdots, f_k/n$は相対度数であり，これを，データが階級値$x_1$, x_2, $\cdots$, x_kを取る確率に対応すると考えると，μの定義は$\bar{x}$のそれと類似していることがわかる．同様に，その相対度数をデータが$(x_1 - \bar{x})^2$,

表 31. いろいろな確率分布の平均と標準偏差

	平均	標準偏差
0-1分布	p	$\sqrt{p(1-p)}$
2項分布	np	$\sqrt{np(1-p)}$
超幾何分布	$n \cdot M/N$	$\sqrt{n \cdot M/N(1-M/N) \cdot (N-n)/(N-1)}$
ポアソン分布	λ	$\sqrt{\lambda}$
正規分布	μ	σ
一様分布	$1/2$	$\sqrt{1/12}$

$(x_2 - \bar{x})^2$, $\cdots$, $(x_k - \bar{x})^2$ を取る確率に対応すると考えると，σ の定義は s のそれ（$n-1$ を n とみなす）と類似している．しかし，$\bar{x}$, s はデータから計算されるものであり，μ, σ は理論的な値である．両者をはっきり区別して考えねばならない．$\bar{x}$, s を，それぞれ標本平均，標本標準偏差と呼ぶこともある．

0-1分布の平均と標準偏差を計算してみよう．X をパラメータ p の 0-1 分布に従う確率変数とすると，X の平均値と標準偏差は，それぞれ，

$$\mathrm{E}\{X\} = 0 \cdot \mathrm{P}\{X = 0\} + 1 \cdot \mathrm{P}\{X = 1\} = 0 \cdot (1-p) + 1 \cdot p = p$$

$$\sqrt{\mathrm{V}\{X\}} = \sqrt{(0 - \mathrm{E}\{X\})^2 \cdot \mathrm{P}\{X = 0\} + (1 - \mathrm{E}\{X\})^2 \cdot \mathrm{P}\{X = 1\}}$$
$$= \sqrt{(0-p)^2 \cdot (1-p) + (1-p)^2 \cdot p} = \sqrt{p(1-p)}$$

となる．52 〜 55 節（→ 117 〜 123 頁）で取り上げた確率分布の平均と標準偏差を表 31 に示す．正規分布のパラメータ μ と σ はそれぞれ平均と標準偏差に当たる．

X が平均 μ，標準偏差 σ の分布に従うとき，次の変換を行うと，

$$Z = \frac{X - \mu}{\sigma}$$

Z が平均 0，標準偏差 1 となり，規準化の変換または**標準化の変換**という．

X_1, X_2, $\cdots$, X_n が独立で，平均 μ，標準偏差 σ とすると，標本平均 $\overline{X}$ では，

$$\mathrm{E}\{\overline{X}\} = \mu \qquad \sqrt{\mathrm{V}\{\overline{X}\}} = \sigma / \sqrt{n}$$

が成り立ち，標本平均の平均は元の平均 μ に一致する．また，標本平均の標準偏差は元の標準偏差 σ よりも小さくなる．これが統計的推論の基礎となる．

57 正規分布表 — 確率の計算

　正規分布表は標準正規分布（平均 0，標準偏差 1 の正規分布）の確率を表したものである．いま，Z を標準正規分布に従う確率変数とすると，$P\{Z > 1.65\}$ の値は図 76 の斜線部の面積となる．これは，付表 7（→ 210 頁）の正規分布表から，1.65 の位置（1.6 の行，5 の列）をみて，0.0495 と読み取れる．確率変数がある値よりも大きい（小さい）値を取る確率を**上側確率**（下側確率）という．分布の下側確率に当たる点を**パーセント点**（→ 102 頁），上側確率に当たる点を上側パーセント点という．標準正規分布のように，原点を中心に左右対称の分布では，上側確率と下側確率を合計し，両側パーセント点を考えることもできる．標準正規分布の上側 5 % 点は 1.65，下側 5 % 点は − 1.65，両側 10 % 点は 1.65 である．

　$P\{0 \leqq Z < 1.65\}$ の値を正規分布表から求めよう．確率分布の総面積は 1 である．標準正規分布は 0 から右半分の面積が 0.5 となる．したがって，

$$P\{0 \leqq Z < 1.65\} = P\{0 \leqq Z\} - P\{1.65 < Z\} - P\{Z = 1.65\}$$
$$= 0.5 - 0.0495 - 0 = 0.4505$$

となる．なお，連続的な確率変数が特定の値（例では $Z = 1.65$）をとる確率は，0 であることに注意しよう（→ 121 頁）．

　いま，X を平均 3,176，標準偏差 470 の正規分布に従う確率変数とする．このとき，$P\{2,500 < X < 3,700\}$ の値を求めよう．各辺から平均を引き，標準偏差で割っても不等式は成り立つ．標準化の変換（→ 126 頁）による Z を用いて，

$$P\left\{\frac{2,500 - 3,176}{470} < \frac{X - 3,176}{470} < \frac{3,700 - 3,176}{470}\right\}$$
$$= P\{-1.44 < Z < 1.11\}$$

となる．$P\{Z < -1.44\} = P\{1.44 < Z\}$ と $P\{1.11 < Z\}$ の値を正規分布表から得ると，求める確率は，$1 - 0.0749 - 0.1335 = 0.7916$ となる．

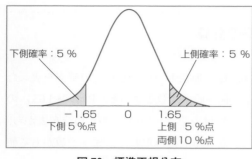

図 76. 標準正規分布

表 32. 2 項分布（$n = 20$, $p = 0.3$）の上側確率の正規分布による近似計算

確率変数の値（a）	2 項分布の直接計算	正規分布による近似計算	
		連続性の補正なし	補正あり
9	0.1133	0.0716	0.1113
10	0.0480	0.0255	0.0438
11	0.0171	0.0074	0.0141
12	0.0051	0.0017	0.0036

　出生時体重の平均が 3,176 g，標準偏差が 470 g である集団では，その分布を正規分布とみなせば，2,500 〜 3,699 g の範囲に入る児は 79 ％となる．付表 10（→ 213 頁）の出生時体重データは同じ平均と標準偏差であるが，その度数分布表（→ 92 頁）から，2,500 〜 3,699 g に属するのは 84 ％であり，正規分布とみなした場合の理論値と類似した値である．早産児を除けば，ヒストグラムの歪みが小さくなり，データからの値と理論値は一層，近くなるであろう．

　2 項分布の確率は，一般に，直接計算するのがやっかいなため，正規分布に近似させて計算することが多い（→ 122 頁）．いま，Y を $n = 20$，$p = 0.3$ の 2 項分布に従う確率変数とする．Y の平均は $np = 6$，標準偏差は $\sqrt{np(1-p)} = 2.05$ となる（→ 126 頁）ので，それに対応させて，平均 6，標準偏差 2.05 の正規分布に従う確率変数 X を考える．Y がある値 a（たとえば，9，10，11，12 など）以上をとる確率，$P\{Y \geq a\}$ は，おおよそ $P\{X \geq a - 1/2\}$（正規分布表から計算できる）で近似できる．ここで，1/2 を引くのは，離散分布を連続分布で近似する際に生ずる偏りを補正するもので，**連続性の補正**という．表 32 のように，この補正により，2 項分布の正確な値に一層近づく．

📝 演習

　ある集団（30 歳代の男，大きさ 500 人）の身長が平均 172 cm，標準偏差 6 cm の正規分布におおよそ従っているとき，身長 180 cm 以上が何人かを計算しよう．

58 正規確率紙 ― 理論分布との適合

　出生時体重のヒストグラム（図 51 → 94 頁）をみると，山型，単峰，対称で正規分布とよく似た形をしているようにみえる．そのことは，正規確率紙を用いて確かめられる．

　図 77 のように，正規分布を累積確率で表すと（これを累積分布曲線または分布関数という），S 字状の曲線となる．この曲線が直線となるように，縦軸の目盛りを 0 と 1（100 %）の近くでは広く，0.5（50 %）の近くでは狭く調整したものが，**正規確率紙**（付図 3 → 220 頁）である．度数分布表の累積相対度数を，正規確率紙にプロットして，だいたい直線上にならべば，正規分布とみなしうる．

　図 78 は，出生時体重データ（表 20 → 92 頁）を正規確率紙にプロットしたものである．各階級に対応する累積相対度数を，正規確率紙の上にプロットするときは，図 78 のように，確率紙の太い縦線の所に，×点を書き込む．ただし，最後の点（100 %）はプロットしない．正規確率紙で，縦軸の両端が 0 と 100 %でなく，0.01 と 99.99 になっているのは，正規分布が理論的には両側に限りなく裾を引いているためである．点をプロットしたら，各点が載るように，直線を引く．その際に，中心の点をよく載せるようにすることに注意する．端の点は，中心の点に比べて少ないデータ数から計算されており，信頼性が低いためである．横軸の値は階級値ではなく，階級の上限値とすることに注意する．それは，累積相対度数がその階級（階級の上限値）までの累積であるためである．例では，第 1 階級が 1,000 ～ 1,299 であるので，1,299 と記入すべきであるが，通常，切りのよい値を 1,300 と記入する．

　図 78 のように，真ん中の 6 点が直線上に載るように線を引くと，最初の 3 点が直線よりも上になる．これは，出生時体重の分布が，正規分布に比べて，左の方に裾を引いていることを表している．早産により，著しい低体重の児が含まれているためである．

　正規確率紙から，平均と標準偏差が計算できる．縦軸の 50 %に当たる直線上

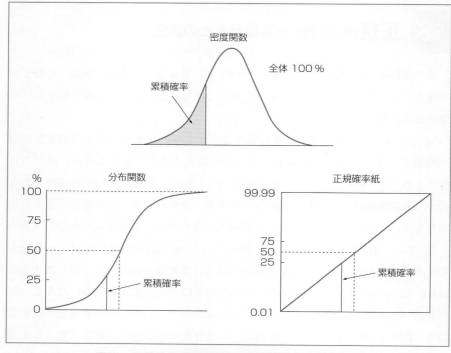

図 77.　正規分布の密度関数，分布関数と正規確率紙

の点の横軸の値（中央値）を読むと，それが平均となる．また，84％（または16％）に当たる値と中央値との差が，標準偏差となる．これらはおよその目安であるが，点がきれいに直線上に載っていれば，かなり正確な値となる．図78では，平均 3,200 g，標準偏差 3,650 − 3,200 = 450 g と読み取れる．これは，直接計算した平均 3,176 g，標準偏差 470 g にかなり近い．

> ### 📖 演習
> 「42. 度数分布表」の演習で作成した度数分布表から，累積相対度数を付図3の正規確率紙にプロットしよう．

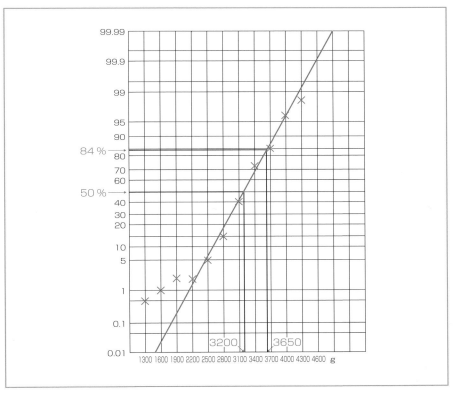

図 78. 正規確率紙 — 出生時体重のプロット

✏️コラム　回帰の由来

　Francis Galton（1822 〜 1911）は，約 1,000 組の父子の身長のデータを解析し，身長の高い父親の子どもの身長は概ね高いが，その平均は元集団の平均の方向へと移行することを観察した．この現象を"退行"もしくは"回帰"と呼んだ．このとき適用した手法が後に回帰分析と呼ばれるようになったが，いまや回帰の意味は少ない．

59 推定 ― 信頼区間とは

　統計的推論とは，対象集団に確率モデルを想定し，得られたデータをこの集団からの標本とみなし，標本データから母集団の特性を推論することである．統計的推論が必要なのは，対象集団の一部分である標本から集団全体を考えるためである．統計的推論には，**推定**と**検定**（→次節）という形式がある．

　母集団に確率分布を想定しよう．たとえば，身長や血圧などは，正規分布を想定できるだろう（これを，**正規母集団**という）．正規母集団の特性は，平均 μ と標準偏差 σ の2つのパラメータで完全に規定される．一方，高血圧かどうかのような 0-1 データは，2項母集団（→ 117 頁）を想定できるだろう．2項母集団の特性は割合 p で規定される．

　標本データからパラメータの推定値を求めることを，**点推定**という．推定値には様々なものが得られるが，その中で望ましい推定値とはどんな性質をもつものか，また，それはどのように求められるか，という問題を論ずるのが点推定論である．これは全く理論的な問題で，実際面ではよく知られた推定値を採用すればよい．正規母集団の平均 μ，標準偏差 σ の推定値は，それぞれ標本平均 $\bar{x}$，標本標準偏差 s である．2項母集団の割合 p の推定値は，標本割合 $\hat{p}$（ハットといい，推定値を示すときに用いる）である．

　正規母集団における平均 μ を例にとると，**区間推定**とは，$a < \mu < b$ のようにパラメータを区間で挟んで推論する形式をいう．a, b をそれぞれ信頼下限，信頼上限といい，区間 (a, b) を**信頼区間**という．a と b は標本データから算出されるもので，標本抽出により変動する（μ は動かない）．いま，仮に 100 回標本を抽出して区間 (a, b) を求めたとき，95 回は真の μ をその間に含むであろう区間を，95 ％信頼区間（信頼度 95 ％の区間）という．通常，信頼区間といえば 95 ％信頼区間を指す．$b-a$ を信頼幅といい，これが狭いほど推論の精度は良いといえる．この幅が，標本の大きさ，データのばらつき，に関係するのは予想されるであろう．

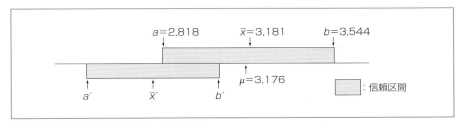

図 79. 2 つの信頼区間 (a, b), (a′, b′) と真値 μ の位置

付表 10 (→ 213 頁) の出生時体重から抽出した大きさ 5 の標本 (→ 107 頁) により, 平均 μ の信頼区間を求めよう. 正規母集団の平均 μ の 95 % 信頼区間は, 下記の式で表される. この標本では, $n = 5$, 平均 $\bar{x} = 3{,}181$, 標準偏差 $s = 414$ だから,

$$(\bar{x} - 1.96\,s/\sqrt{n},\ \bar{x} + 1.96\,s/\sqrt{n})$$
$$(3{,}181 - 1.96 \cdot 414/\sqrt{5},\ 3{,}181 + 1.96 \cdot 414/\sqrt{5}) = (2{,}818,\ 3{,}544)$$

となる. 式中の $s/\sqrt{n}$ を標本平均 $\bar{x}$ の**標準誤差**という. 一般に標準誤差とは, 推定量のばらつきを標準偏差で表したものといえる. 標本平均の標準誤差は, 標本平均のばらつきを表すもので, 個々のデータのばらつきを表す標準偏差 s よりも小さい. 上の信頼区間はおおよそ $n \geqq 30$ のときに成り立つものである. n がそれより小さいときは, 1.96 の替わりに $t_{n-1}(0.05)$ (→ 139 頁, 付表 8 → 211 頁) を用いるべきである. この例のように $n = 5$ のときは 2.78 となる.

この例では 95 % 信頼区間が, 平均 $μ = 3{,}176$ (実際の場では未知) を含んでいるが, 図 79 の (a′, b′) のように, 別の標本では外すこともある.

✍ 演 習

「48. 平均と標準偏差の計算」の演習で抽出した標本から, 平均の 95 % 信頼区間を計算しよう. さらに, 何回か (40 回程度以上) 標本を抽出し, それらの 95 % 信頼区間が集団全体の平均 $μ = 3{,}176$ g を含む割合が, おおよそ 95 % になることを確かめよう.

60 仮説検定 ― 割合の検定

　仮説検定（または**検定**）とは，疑いのある事柄を仮説として立てて，これが観察データから否定しうるかどうかを検討するという推論方式をいう．その疑いのある事柄の仮説を**帰無仮説**といい，H_0 で表す．検定では，帰無仮説を否定することだけを考える．検定を通して "仮説の肯定" を導くことはできない．帰無とは "無に帰する"，すなわち，否定されることを期待するという意味である．

　帰無仮説が否定されるとき "有意"，否定されないとき "有意でない" という．**有意**とは "統計的に意味がある" すなわち偶然と考えにくい，有意でないとは偶然にいくらでも起こりうる程度という意味である．ある集団で高血圧者割合が高そうだとしよう．比較の基準に全国値（30 ％とする）を用いると，H_0 は「対象集団の高血圧者割合は全国値と同じ」となる．いま，標本サイズ $n = 20$，高血圧者割合が 40 ％の場合は有意でなく（後述），偶然に高かったと判定する．もし，$n = 100$ であれば有意となるので，偶然とは思えないと判定する．一般に，標本サイズが極端に大きいと，実質上無意味と思えるごく僅かの差でも有意になることがある．このような場合，検定すること自体が無意味と考えるべきである．

　検定は帰無仮説を "否定する" "否定しない" のいずれかを判定するから，その結果，表33 の 2 種類の誤りを犯す可能性がある．製品の抜き取り検査を例にとれば，**第 1 種の誤り**の確率 α は合格のものを誤って不合格にする確率で，**第 2 種の誤り**の確率 β は不合格のものを見逃す確率といえる．また，不合格のものを見つけ出す確率は，$1 - \beta$ となるが，これを**検出力**という．誤りはできるだけ少なくしたいが，α と β をともに小さくはできない．一方を小さくするような判定方式を採用すると，他方が大きくなってしまう．検定では α を重視して，それをある一定の値（**有意水準**といい，通常，5 ％あるいは 1 ％を用いる）以下に抑え，β のほうをできるだけ小さくするという方式をとる．科学の分野では，帰無仮説として従来の説を立てることになるので，α 重視の立場は理解できよう．一方，安全性の問題では，危険なものを見逃す確率 β を重視すべきである．

表 33. 2 種類の誤り

判 定	帰無仮説が真	帰無仮説が偽
帰無仮説を否定する	第 1 種の誤り（確率：α）	正しい判定
帰無仮説を否定しない	正しい判定	第 2 種の誤り（確率：β）

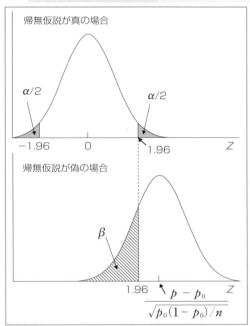

図 80. 割合の検定における 2 種類の誤り（模式図）

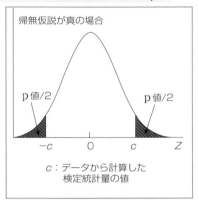

図 81. 割合の検定における p 値（模式図）

2 項母集団の**割合の検定**を例に，検定方式を示そう．割合の検定とは，基準とする割合 p_0（既知の値，例では 0.30），対象とする母集団の割合 p（未知の定数）に対して，「$H_0 : p = p_0$」を検定するものである．検定では，帰無仮説を否定する範囲（有意となる）を定めるが，これを**棄却域**という．下記は有意水準 5 ％の棄却域で，検定統計量 Z と棄却限界値 1.96 で表されている．

$$|Z| > 1.96 \quad \text{ここで，} \quad Z = \frac{\hat{p} - p_0}{\sqrt{p_0(1 - p_0)/n}}$$

$\hat{p}$ は標本割合，n は標本の大きさ（例では 100）である．$\hat{p} = 0.40$ のとき，Z の値は 2.18 と計算され，棄却域に入る．このとき，H_0 が真のとき 5 ％以下しか起

こらないことが生起したとして，H_0 を否定する．一方，$\hat{p} = 0.38$，0.22 のとき，
Z の値はそれぞれ 1.75 と -1.75 で，棄却域に入らず，H_0 を否定できない．

　ここで，$\hat{p}$ は近似的に正規分布に従う（→ 122 頁）．帰無仮説が真の場合，その平均 p が p_0，標準誤差が Z の分母と一致し，Z は $\hat{p}$ を標準化の変換したもの，また，1.96 は標準正規分布の両側 5 ％点である（→ 127 頁）．図 80 に Z の確率分布と 2 種類の誤りの模式図を示す．帰無仮説が真の場合（図の上段），Z が棄却域に入ると第 1 種の誤りとなるが，その確率 α（例では 0.05）が図の赤の部分である．一方，帰無仮説が偽の場合，$\hat{p}$ の平均 p が p_0 と異なり，Z の確率分布は図 80 の下段となる．$-1.96 < Z < 1.96$ の範囲が第 2 種の誤りとなり，その確率 β が図の斜線部である．

　検定結果は p 値で表すことが多い．**p 値**とは，帰無仮説が真の場合に，検定統計量がデータから計算した値または，それよりも，帰無仮説から離れる方向の値を取る確率である．図 81 の模式図をみると，$\hat{p} = 0.38$ のとき，p 値は，検定統計量が 1.75（図の c）より大きい確率と，-1.75 より小さい確率の和であり，0.081 と計算される．p 値から有意か否かが判定される．有意水準 5 ％の場合，p 値が 0.05 よりも小さいと有意，0.05 よりも大きいと有意でない．

　帰無仮説に対立するものを**対立仮説**といい，例では「$H_1 : p \neq p_0$」，書き換えると「$H_1 : p > p_0$，または，$p < p_0$」となる．このように，両側の区間に広がる対立仮説に対する検定を**両側検定**，一方，対立仮説がいずれか一方の片側のとき**片側検定**という．「$H_1 : p > p_0$」の片側検定では，「$p \geqq p_0$」を仮定している．このとき，p 値は Z の確率分布の片側の確率となり，例の $\hat{p} = 0.38$ では $0.081/2 = 0.040$ と有意である．この仮定によって，片側検定は両側検定よりも検出力が大きい．この仮定の是非が問題となるが，これは母集団に関するもので，データ以外の情報から判断される．特別な理由がなければ，両側検定が利用される．

　標本サイズが大きいほど検出力は大きく，区間推定で信頼幅が狭いことに対応する．検定では有意か否かの大雑把な情報しか得られない．推定ではある範囲に真値があるという詳しい情報が得られるが，信頼幅が広いとその意味は小さい．一般に，標本サイズが大きいとき推定，小さいとき検定を行うのが有効である．

61 分割表の検定 — χ^2検定

　調査票から特定の2つの項目を選び，クロス集計すると分割表が得られる．2肢選択が調査票で最も普通に用いられる基本の質問形式であるので，ここでも，2×2分割表を取り上げよう．表34の①は，ADLと生きがいの2×2分割表であるが（→90頁），ADLの「異常」は，「正常」に比べて，生きがい「なし」が多いという関連が読み取れる．

　この関連を検定する場合，帰無仮説としては，「ADLが異常であることと生きがいの有無は関係なし（独立）」とおくことになる．2×2分割表の記法を表35のようにすると，有意水準5％の検定の棄却域は以下のようになる．

$$\frac{(\,|\,n_{11}\,n_{00} - n_{01}\,n_{10}\,| - n/2)^2\,n}{n_{1.}\,n_{0.}\,n_{.1}\,n_{.0}} > 3.84$$

　この左辺を，χ^2検定統計量といい，この検定を独立性検定または**χ^2検定**（カイ2乗検定）という．分子の$-n/2$は連続性の補正（→128頁）に相当し，これをとくに**イェーツの補正**と呼ぶ．この式は割合の検定の式（→135頁）を2乗したものに相当する（$1.96^2 = 3.84$）．表34の①のデータに適用すると，

$$\frac{(\,|\,157 \times 20 - 19 \times 42\,| - 238/2)^2 \times 238}{199 \times 39 \times 176 \times 62} = 13.89 > 3.84$$

となる．したがって，帰無仮説が否定され，両者の間には有意水準5％で有意な関連があるといえる．すなわち，ADL「異常」の者に，生きがい「なし」がより多く観察されたのは，偶然とは思えない，と判定されたのである．

　さて，両者の関連が強いのは，いかなる場合であろうか．分割表でいうと，ADL「正常」かつ生きがい「あり」（n_{11}），「異常」かつ生きがい「なし」（n_{00}）が大きくて，その他（n_{01}，n_{10}）が小さい，あるいは，その逆（n_{11}とn_{00}が小，n_{01}とn_{10}が大）の場合であろう．先の式の左辺をみると，その場合に分子が大きくなる，すなわち，有意になる可能性が強くなる．

　表34の②と③は仮想データである．②は①の全体人数を約1/4にしたもので，

表 34.　ADL と生きがい （　）内は%

①		生きがい		計
		あり	なし	
ADL	正常	157	42 (21.1)	199 (100)
	異常	19	20 (51.3)	39 (100)
計		176	62	238

②		生きがい		計
		あり	なし	
ADL	正常	40	10 (20.0)	50 (100)
	異常	5	5 (50.0)	10 (100)
計		45	15	60

③		生きがい		計
		あり	なし	
ADL	正常	36	4 (10.0)	40 (100)
	異常	5	5 (50.0)	10 (100)
計		41	9	50

表 35.　2 × 2 分割表の記法

		B		計
		あり	なし	
A	あり	n_{11}	n_{10}	$n_{1.}$
	なし	n_{01}	n_{00}	$n_{0.}$
計		$n_{.1}$	$n_{.0}$	n

ADL「正常」,「異常」の生きがい「なし」の割合はほとんど変わらない. ③は②よりも n をやや小さくし, ADL「異常」の生きがい「なし」の割合を変えないで「正常」のそれを小さく, すなわち, 関連を強くしたものである. 検定すると, ②は有意でなく, ③は有意になる. 一般に, 関連の強さが同程度であっても, n が小さいと有意にならない. また, n が同程度であっても, 関連が強ければ有意になる. これは, 有意性が偶然の程度を測るものだからである.

　表 34 の①は 238 人の対象について, 生きがいと ADL を同時に調べたものであるが, まず, ADL の正常者と異常者を何人かずつ選び, その後でその人達の生きがいの有無を調べることもある. 理論的には, 前者の方法で得られるデータは 2 変量 0-1 データ（→ 108 頁）, 後者のそれは 2 群（ADL の正常と異常）の 0-1 データ（生きがいの有無）で, 性格が異なるものである. しかし, いずれの場合でも χ^2 検定を適用できる. また, 2 × 2 以外の一般の分割表でも, 2 つの項目の独立性を同様に検定できるが（式は異なる）, これも χ^2 検定と呼ばれる.

▱ 演 習

表 34 と表 18（→ 90 頁）のデータを χ^2 検定で検定してみよう.

62 数量データの解析 — t検定

　身長や血圧などのデータは正規母集団を想定できるだろう．いま，ある産院における出生時体重のデータ 5 個（→ 107 頁）を正規母集団（平均 μ，未知の値）からの標本とみよう．標本の大きさ $n = 5$，平均 $\bar{x} = 3,181$ g，標準偏差 $s = 414$ g である．このとき，μ の 95 ％信頼区間は下式で表される（→ 133 頁）．

$$\left(\bar{x} - t_{n-1}(0.05)s/\sqrt{n}, \; \bar{x} + t_{n-1}(0.05)s/\sqrt{n} \right)$$

ここで，$t_{n-1}(0.05)$ は自由度 $n-1$ の t 分布の両側 5 ％点である．t 分布は計算用の分布で，付表 8（→ 211 頁）から，両側 5 ％点は自由度 4 で 2.776，自由度 30 で 2.042 である．自由度が大きいと標準正規分布（両側 5 ％点が 1.96）に近い．例では，μ の 95 ％信頼区間は（2,667 g，3,695 g）と計算され，かなり広い．

　一方，μ が全国の平均値 μ_0（既知の値，3,120 g）と等しいかどうかを検定してみよう．帰無仮説は「$\mu = \mu_0$」で，有意水準 5 ％の棄却域は下式で表される．

$$\frac{|\bar{x} - \mu_0|}{s/\sqrt{n}} > t_{n-1}(0.05)$$

帰無仮説の下で，$\bar{x}$ の期待値は μ_0，標準誤差は $s/\sqrt{n}$（→ 133 頁）で推定されることから，検定統計量が $\bar{x}$ を標準化の変換（→ 126 頁）したものとわかる．この例では，検定統計量の値は 0.33 と計算され，棄却限界値 2.776 よりも小さい．したがって，帰無仮説は否定できず，この出生時体重の平均は全国のそれと有意に異なるとはいえない．データの平均が既知の値と異なるかどうかを検定する方法を，**平均の検定**という．その棄却域は図 82 のように表すこともできる．

　2 つの正規母集団（平均が μ_1 と μ_2）からの標本に基づいて，その平均が異なるかどうかを検定する方法を，**平均の差の検定**という．表 36 に 10 人分の握力のデータを示す．1 人の右手と左手の握力には対応がある．対応のあるデータに対する平均の差の検定に，**対応のある t 検定**がある．データの対の数を n，2 つのデータの差の平均を $\bar{d}$（2 つのデータの平均 $\bar{x}_1$ と $\bar{x}_2$ の差と一致），2 つのデータ

の差の標準偏差を s_d とおくと，有意水準 5％の棄却域は下式で表される．

$$\frac{|\bar{d}|}{s_d/\sqrt{n}} = \frac{|\bar{x}_1 - \bar{x}_2|}{s_d/\sqrt{n}} > t_{n-1}(0.05)$$

対応のある t 検定は，2 つのデータの差をあらためてデータとみると，平均の検定（$\mu_0 = 0$）と同一である．表 36 のデータから，検定統計量の値は 2.62 と計算され，棄却限界値 2.262 より大きい．右手の握力の平均は左手のそれよりも有意水準 5％で有意に強いといえる．

　一方，表 25（→ 111 頁）において，母親年齢が 24 歳以下と 25 歳以上の児の出生時体重データの間には，前述のような対応が付けられない．対応のないデータに対しては，対応のない t 検定（単に，**t 検定**ともいう）がある．2 つの群の標本の大きさを n_1 と n_2，平均を $\bar{x}_1$ と $\bar{x}_2$，標準偏差を s_1 と s_2 とおくと，有意水準 5％の棄却域は下式となる．

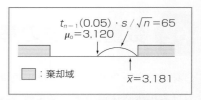

図 82.　平均の検定の棄却域

表 36.　握力のデータ

番号	右手	左手	差
1	34 kg	34	0
2	36	32	4
3	38	38	0
4	51	44	7
5	41	41	0
6	48	44	4
7	49	33	16
8	45	43	2
9	55	42	13
10	41	40	1
平　　均	43.8	39.1	4.7
標準偏差	6.9	4.6	5.7

$$\frac{|\bar{x}_1 - \bar{x}_2|}{s_t\sqrt{1/n_1 + 1/n_2}} > t_{n_1+n_2-2}(0.05) \qquad \text{ここで，} \quad s_t = \sqrt{\frac{(n_1-1)s_1^2 + (n_2-1)s_2^2}{n_1+n_2-2}}$$

t 検定では，各群の標準偏差の真値が同じと仮定している．ただ，各群で標本の標準偏差の値が極端に異ならない限り，また，極端に異なっても標本の大きさがほぼ同程度である限り，適用してよい．なお，s_t は群で同じと仮定した標準偏差の推定値で，s_1 と s_2 の間の値をとる．ここで，s_1 と s_2 の自由に動ける偏差はそれぞれ $n_1 - 1$ 個と $n_2 - 1$ 個ゆえ（→ 99 頁），その和（$n_1 + n_2 - 2$）が s_t の計算式の分母，また，棄却限界値の t 分布の自由度となっている．

また，2つの平均の差 $\mu_1 - \mu_2$ の 95 ％信頼区間は，下式で表される．

$$\left(\bar{x}_1 - \bar{x}_2 - t_{n_1+n_2-2}(0.05)\, s_t \sqrt{1/n_1 + 1/n_2}\,,\ \bar{x}_1 - \bar{x}_2 + t_{n_1+n_2-2}(0.05)\, s_t \sqrt{1/n_1 + 1/n_2}\, \right)$$

表 25 の出生時体重データについて，t 検定では，検定統計量の値は 2.51 で，棄却限界値 1.97 より大きい．24 歳以下の母親では，25 歳以上よりも児の出生時体重の平均が有意水準 5 ％で有意に軽いといえる．その差の 95 ％信頼区間は，（−326 g，−39 g）と計算され，おおよその大きさがわかる．なお，この 95 ％信頼区間が 0 g を含まないことは，t 検定での有意水準 5 ％の有意に相当する．

　対応のあるデータは，形式的に，対応のない t 検定も適用できる．仮に，表 36 のデータに対応のない t 検定を用いると，検定統計量の値は 1.79 で，棄却限界値 2.101 より小さく有意でない．2 つの検定統計量は分子が同じ，ばらつきの大きさを表す分母が異なる．対応のあるデータは，対応させれば個体差という変動因を除くことになるゆえ，対応のある t 検定を用いるのが正しい選択といえる．

　t 検定は，データが正規分布に従うことを前提にしている．この吟味に正規確率紙（→ 129 頁）が利用できる．ただ，この前提が多少崩れていても，影響は小さい．前提の崩れに対し影響が小さいことを，**頑健性**（**ロバストネス**）がある，という．t 検定はその頑健さから，連続データの解析に広く用いられている．

　最後に，2 変量データにおける相関係数（→ 108 頁）の検定を説明しておこう．帰無仮説を「相関なし」として，有意水準 5 ％の棄却域は下式で表される．

$$\frac{|r|\sqrt{n-2}}{\sqrt{1-r^2}} > t_{n-2}(0.05)$$

ここで，r は相関係数，n はデータの対の数である．身長と体重の例（$n = 50$，$r = 0.48$）を検定すると，検定統計量の値は 3.79 となり，棄却限界値 2.01 よりも大きい．したがって，両者の正の相関は有意水準 5 ％で有意といえる．

📖 演習

表 36 と表 25（→ 111 頁）のデータについて，検定と推定を実施してみよう．また，図 61（→ 109 頁）の相関係数を検定してみよう．

63 順序データの解析 — Wilcoxon 検定

　病気の経過の「改善」「不変」「悪化」や尿検査の「−」「±」「+」は，順序データである．2群間で順序データを検定する方法として，Wilcoxon の順位和検定（または **Wilcoxon 検定**）がある．表 37 に，特別養護老人ホームの申請群と対照群（未申請）間の家族人数の分布を示した．申請群は対照群に比べて，家族人数が少ない者の割合が大きく，多い者の割合が小さい．家族人数は，本来，数量データであるが，ここでは，順序のある 3 カテゴリーに分類されている．

　Wilcoxon 検定の計算手順を例に沿って示そう．まず，合計 91 人の 1 人 1 人に順位を付ける．家族人数の最も少ないカテゴリー「1, 2 人」に属す 36 人は，本来，1 〜 36 番であるが，すべての人が同じ順位（タイ）であるゆえ，平均順位を付ける．1 〜 36 番の平均順位は（1 + 36）/ 2 = 18.5 で与えられる．家族人数「3 人」は「1, 2 人」より多いカテゴリーであるので，それに属す 19 人は 37 〜 55 番で，その平均順位は（37 + 55）/ 2 = 46 である．同様に，家族人数「4 人以上」に属す 36 人には平均順位（56 + 91）/ 2 = 73.5 を付ける．次いで，申請群の順位和を求める．申請群では平均順位 18.5 が 18 人，46 が 5 人，73.5 が 8 人より，申請群の順位和 = 18.5 × 18 + 46 × 5 + 73.5 × 8 = 1,151，と計算される．

　帰無仮説として，「申請群と対照群の家族人数は同じ分布」とする．表 38 に，表 37 のデータ部分（左半分）に対応する記号を示す．帰無仮説の下で，申請群の順位和 R の期待値と標準偏差（→ 125 頁）は，それぞれ下式で与えられる．

$$\mathrm{E}\{R\} = n_1(n + 1) / 2$$

$$\sqrt{\mathrm{V}\{R\}} = \sqrt{n_1 n_2 \frac{(n^3 - n) - \sum (n_{.i}^3 - n_{.i})}{12 \cdot n(n - 1)}}$$

ここで，$\sum$ は i が 1 から m まで和をとることを表す．$\mathrm{E}\{R\}$ は，全体 1 〜 n 番の平均順位に申請群の人数を乗じたものである．

　n_1 と n_2 が大きいとき（各々 20 以上），R は正規分布に近似的に従うことから，標準化の変換を用いて，有意水準 5 % の棄却域は次のように表される．

表 37.　特別養護老人ホーム申請群と対照群の間の家族人数の比較
（Wilcoxon 検定への適用）　　　　　　　　　　　　（　）内は％

家族人数	申請群	対照群	計	順位	平均順位	順位和	
						申請群	対照群
1, 2人	18 (58.1)	18 (30.0)	36	1～36	18.5	333	333
3人	5 (16.1)	14 (23.3)	19	37～55	46	230	644
4人以上	8 (25.8)	28 (46.7)	36	56～91	73.5	588	2,058
計	31 (100)	60 (100)	91	―	―	1,151	3,035

表 38.　データの記号

カテゴリー	群		計
	1	2	
1	n_{11}	n_{21}	$n_{\cdot 1}$
2	n_{12}	n_{22}	$n_{\cdot 2}$
⋮	⋮	⋮	⋮
m	n_{1m}	n_{2m}	$n_{\cdot m}$
計	n_1	n_2	n

$$\frac{|R - E\{R\}|}{\sqrt{V\{R\}}} > 1.96$$

例では，$E\{R\} = 1,426, \sqrt{V\{R\}} = 111.2$ であり，検定統計量の値は 2.47 と計算され，1.96 よりも大きい．したがって，申請群は対照群に比べて，有意に家族人数が少ないといえる．なお，対照群と申請群を入れ換えて計算しても，結果は変わらないことを注意しておく．

　観測データに特定の分布型を仮定する検定を，**パラメトリック検定**といい，特定の分布型を仮定しない検定を，**ノンパラメトリック検定**という，t 検定（→ 140 頁）は観測データに正規分布を仮定しているゆえ，パラメトリック検定の１つである．Wilcoxon 検定はデータの順序しか用いていないゆえ，ノンパラメトリック検定の１つである．Wilcoxon 検定は，当然のことながら，数量データにも適用できるが，正規分布が想定できる場合には，その分布型の情報を用いる分だけ，t 検定のほうが検出力（→ 134 頁）が高い．

✍ 演習

申請群（または対照群）を用いた場合を計算してみよう．また，表26（→ 111 頁）を検定してみよう．

64　多群の比較 ― 分散分析と多重比較

　3群以上の比較を考えよう．表39は出生時体重データで，早産児のデータを除いて分布の歪みを小さくしたものである（→93頁）．母親年齢の4群間で，児の出生時体重の平均が異なり，標準偏差は同程度である．群の数をm，各群が正規母集団（平均をμ_1，μ_2，…，μ_mとおく）で，標準偏差がすべて等しい（σとおく）と仮定する．このとき，帰無仮説「$H_0 : \mu_1 = \mu_2 = \cdots = \mu_m$」は分散分析で検定できる．**分散分析**（ANOVA）とは，データのばらつきを要因（例では母親の年齢4区分）と誤差によるものに分解し，要因の影響を評価する手法である．要因が1つを一元配置，2つを二元配置分散分析という．統計解析ソフトの利用が多いため，計算方法の説明を省略する．例に分散分析を適用すると，p値は0.003となり，母親年齢の4群間で，児の出生時体重が有意に異なるといえる．

　母親年齢が高い群ほど，全体的に児の出生時体重が重いが，これは**傾向性の検定**で確かめられる．各群にスコアを与え，母平均とスコアに直線関係を仮定すると，回帰分析（→150頁）が適用できる．例では24歳以下，25～29，30～34，35歳以上のスコアを各年齢区分の中央の値から，22.5，27.5，32.5，37.5歳とおくと，傾向性の検定のp値は0.000（$p < 0.001$とも表記する）と有意である．

　群間の違いをみるときは，2群比較を行う．24歳以下と25～29歳，25～29歳と30～34歳などの対比較は6通りである．表39のp値から，有意水準5％では，24歳以下に対する30～34歳と35歳以上で，また，25～29歳に対する30～34歳で，児の出生時体重が有意に重い．検定にはt検定を用いる（表には，分散分析の群に共通する標準偏差σの推定値を用いたt検定によるp値を示した）．

　一般に，検定を繰り返すと，多重性の問題があるといわれる．検定は帰無仮説が正しいとき，それを否定する誤り（第1種の誤り）の確率を有意水準以下に抑える（→134頁）．検定を繰り返すと，全体として誤りの確率が大きくなる．正確にいえば，これは，複数の帰無仮説（帰無仮説族）に対して，そのいずれかを否定する誤りの確率の最大値を指し，多重仮説過誤（FWE）という．検定の回

表 39. 母親の年齢 4 区分別，児の出生時体重の平均と標準偏差，対比較の検定結果

母親の年齢	人数	出生時体重		対比較の検定結果の p 値		
		平均	標準偏差	24 歳以下	25 〜 29 歳	30 〜 34 歳
24 歳以下	54	3,105.1 g	372.1 g	−	−	−
25 〜 29 歳	83	3,209.7	390.5	0.121	−	−
30 〜 34 歳	45	3,379.6	385.4	0.001	0.018	−
35 歳以上	9	3,378.9	384.3	0.049	0.210	0.996

数を k，各々の検定が独立，第 1 種の誤りの確率を α と仮定すると，FWE $= 1 - (1 - \alpha)^k$ となる．例では $k = 6$，$\alpha = 0.05$ から FWE $= 0.26$ と計算され，かなり大きい（各々の検定が独立でないので，実際の FWE は 0.20）．多重性の対処として，FWE をあらかじめ定めた有意水準以下に抑えるものを**多重比較**という．これには 1 回 1 回の検定の有意水準（γ とおく）を小さくすればよい．たとえば，$\gamma = \alpha/k$ とすると，FWE $= 1 - (1 - \gamma)^k$ が近似的に α となる．これを **Bonferroni の補正**という．例では $\gamma = 0.05/6 = 0.0083$ となり，p 値から 24 歳以下と 30〜34 歳の間の比較が有意，それ以外の比較が有意でない．

　多重比較を適用すべきでない場合がある．たとえば，対照群，A 群と B 群の 3 群比較を考える．いま，A 群が薬 A の投与群，B 群が薬 B の投与群とする．両薬は別の効能の薬で，対照群が共通であるが，解析目的は別々に薬効の有無を評価することとしよう．このとき，対照群と A 群，対照群と B 群の間で有意水準 5 ％で 2 回の対比較を行うと，FWE は 5 ％を超える．しかし，薬 A の薬効，薬 B の薬効という別々の目的に対して，各々の薬に薬効がないという仮説を 1 つにまとめることはない．この場面では帰無仮説をまとめた族を考えることはなく，FWE を抑えることもない．各々の検定を別々に行えばよい．このように多重比較を適用するか否かは，各々の検定の帰無仮説を 1 つの族とみるかどうかによる．これは解析目的から定められる．

　連続データの t 検定と分散分析に対応する手法は，0 – 1 データがいずれも χ^2 検定，順序データが Wilcoxon 検定と Kruskal-Wallis 検定である．Bonferroni の補正はいずれのデータの種類にも適用できるが，多群比較ではより検出力の高い手法が提案されている．たとえば上記の例では Tukey-Kramer 検定などである．

65 生存時間データの解析 — Kaplan-Meier 法

　出生から死亡までを寿命というが，より広く，期間の長さを表すデータを**生存時間データ**という．期間の開始は出生，入院，保健指導などや研究・観察の開始でもよい．期間の終了は死亡，退院，疾病の罹患などである．人に限らず，動物や機械を対象としたデータも含まれる．たとえば，蛍光灯を使用してから，それが切れるまでの時間の長さなどである．

　期間の長さは連続データであるが，生存時間データには観察の打ち切り（**センサリング**）を含むことが多いという特徴がある．図 83 はエイズ患者 10 人におけるエイズ発病から死亡までの生存時間データである．観察を開始したエイズ発病時点は人によって異なるが，図は開始を 0 時点にそろえ，期間の長さを上から短い順にならべている．5 年間の観察期間において，番号①〜⑤と⑦は死亡した．途中で生死不明の⑥，最後で生存中の⑧〜⑩がセンサリングに当たる．

　図 84 はエイズ患者に新療法をほどこした群 A と，旧療法の群 B の生存割合を比較したもので，このうち群 A は図 83 のデータによるものである．図 83 をみると，観察の開始から 0.3 年まで全員が生存ゆえ，生存割合はこの間では 100 ％となる．0.3 年時点で番号①が死亡ゆえ 9/10 = 90 ％，0.5 年時点までに番号①と②が死亡ゆえ 8/10 = 80 ％となる．同様にして，図 84 のように階段状となり，2.5 年時点は 50 ％である．ここで，番号⑥のセンサリングが問題となる．いま，仮に，⑥が 5 年まで生存していたとすると，5 年時点の生存者は⑥と⑧〜⑩の 4 人ゆえ，生存割合は 40 ％となる．一方，⑥が死亡していたら，5 年時点の生存割合は 30 ％となる．実際には，⑥は 2.5 年以降の生死が不明ゆえ，5 年時点の生存割合も 40 ％と 30 ％のいずれかはわからない．

　ここで，「センサリングと死亡の発生とが独立」を仮定しよう．この仮定の下では，センサリング前まで生存という条件の下で，その後の生存割合はセンサリングを含めても，あるいは除いても等しいと期待される．例において，2.5 年時点まで生存という条件の下で，2.5 〜 5 年時点までの生存割合は，センサリング

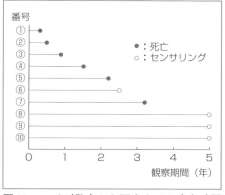

図 83. エイズ発病から死亡までの生存時間
データ

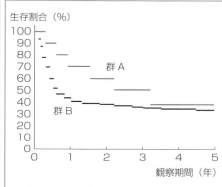

図 84. エイズ発病後の生存割合
（群 A は図 83 のデータ）

の⑥を除いて求められることになる．その場合，2.5 年時点の生存者が 4 人（⑦
〜⑩），5 年時点の生存者が 3 人（⑧〜⑩）ゆえ，2.5 〜 5 年時点までの生存割合
は 3/4 = 75 ％と計算される．この条件付き確率を 2.5 年時点までの生存確率
（50 ％）に乗じて，5 年時点の生存割合は 75 ％× 50 ％ = 37.5 ％と求められる．
このように，センサリングの発生ごとに，順次，条件付きの生存割合を計算し，
それらを乗ずれば，期間を通した生存割合が算定できる．この方法を，**Kaplan-
Meier 法**という．データにセンサリングを含む場合，上記のような仮定をおかざ
るを得ない．しかし，打ち切りの原因が健康状態の悪化であったり，あるいは，
逆に健康状態のよい者が打ち切りになる傾向が大きければ，この仮定は成り立た
ない．無批判に受け入れられるものでないことを注意しておこう．

　2 群間の生存割合の検定には **log-rank 検定**が適用できる．これは，2 群の生存
数と死亡数の 2 × 2 分割表を死亡発生時点ごとに作成し，2 群間で生存割合に差
なしを帰無仮説とする，各々の χ^2 検定統計量をまとめたようなものである．観
察期間全体の生存割合を比較している．この棄却域は Mantel-Haenszel 検定
（→ 177 頁）と一致する．図 84 から，群 A は群 B より生存時間が長く，log-
rank 検定で有意水準 5 ％で有意である．これより，エイズ患者に対する新療法
は旧療法よりも生命予後に効果があると判定される．

66 ポアソン分布に従うデータの解析 − SMR の検定

　ポアソン分布に従うデータとしては，死亡や罹患が代表例である．前節のデータから，新療法の群 A と旧療法の群 B の間で，死亡率を比較しよう．群 A では，エイズ患者 10 人から 26.1 人年（→ 36 頁）を観察し，その間に 6 人が死亡している．死亡率は 6 人 / 26.1 人年 = 0.23 / 年となる．同様に，群 B では死亡率は 32 人 / 50.6 人年 = 0.63 / 年である．群 A は群 B より死亡率がかなり低い．

　2 群の死亡率の差は次のように検定することできる．2 群の死亡数をそれぞれ D_1 と D_2，人年を n_1 と n_2，死亡率を M_1（$= D_1/n_1$）と M_2（$= D_2/n_2$），両群を合わせた死亡率を M_t（$= (D_1 + D_2) / (n_1 + n_2)$）とおく．$D_1$ と D_2 が平均 λ_1 と λ_2 のポアソン分布に従うとすると，帰無仮説「$H_0 : \lambda_1 / n_1 = \lambda_2 / n_2$」となり，有意水準 5 ％の棄却域は下式で表される．

$$\frac{|M_1 - M_2| - 0.5\,(1/n_1 + 1/n_2)}{\sqrt{(1/n_1 + 1/n_2)\,M_t}} > 1.96$$

例のデータでは，検定統計量の値は 2.20 となり，群 A の死亡率は群 B のそれよりも有意に低いといえる．なお，割合の検定（→ 135 頁）を用いることもできる．その場合，$n = D_1 + D_2$，$p_0 = n_1 / (n_1 + n_2)$ とおくが，これに連続性の補正を加えると，上記の検定方法と類似の結果となる．

　年齢構成の異なる集団間の死亡傾向を比較する指標として，SMR（→ 47 頁）がある．表 40 は，1985 年の全国の男を参照集団とする，2 地域の男の SMR である．S 区は大都市の一部で，F 町は郡部に属し，男の人口はそれぞれ 7 万人と 5 千人程度である．S 区の SMR は 0.97 で，全国と大して変わらないが，F 町の SMR は 1.32 とかなり大きい（以下，SMR は 100 倍しないものとする）．ただ，これらの値をみるとき，偶然変動の大きさを考慮することが大切である．

　対象集団の観察死亡数を D，期待死亡数を E とおき，D が平均 λ のポアソン分布に従うと仮定すると，SMR の 95 ％信頼区間は近似的に以下で求められる．

$$(\,\text{SMR} - 1.96\sqrt{D}/E,\ \text{SMR} + 1.96\sqrt{D}/E\,)$$

表 40.　S区とF町の観察死亡数，期待死亡
数と SMR

	S区	F町
観察死亡数	376	57
期待死亡数	389.2	43.1
SMR	96.6	132.4

S区の SMR の 95 ％信頼区間は（0.87，1.07）と計算される．

　期待死亡数が少ないとき，**SMR の検定**を適用することが考えられる．帰無仮説を「対象集団の SMR は参照集団の SMR（1 となる）と等しい」とする．これは「$\lambda / E = 1$」と書ける．有意水準 5 ％の棄却域は下式で表される．

$$\frac{|\,\text{SMR} - 1\,| - 0.5 / E}{1 / \sqrt{E}} > 1.96$$

F町では，検定統計量の値は 2.04 と計算され，SMR は参照集団よりも有意に高いといえる．S区の SMR は，当然，有意にならない．帰無仮説が「SMR ＝ 1」の検定において，有意水準 5 ％で有意ということは，SMR の 95 ％信頼区間が 1 を含まないことに相当するが，厳密には両者の結果は一致しない．

　ところで，S区とF町の間の SMR の差を検定したいこともある．S区の SMR が有意でなく，F町の SMR が有意に大きくても，両地域の SMR に有意差があるとは限らない．ここで，集団①と②の観察死亡数をそれぞれ D_1 と D_2，期待死亡数を n_1 と n_2 とおくと，集団①と②の SMR はそれぞれ前述の M_1 と M_2，また，両集団を併せた SMR は M_t となる．そして，有意水準 5 ％の棄却域も前述と同じ式となる．例では，検定統計量の値は 2.11 と計算され，F町の SMR はS区のそれよりも有意に大きいといえる．

> **✍ 演習**
>
> S区とF町の SMR の標準誤差と 95 ％信頼区間を計算しよう．また SMR の検定，2 つの SMR の差の検定を適用してみよう．

67 回帰分析 — 因果性の探求

　疾病と要因の因果関係を探求するために，様々な解析方法が用いられる．図85の六都市調査の結果をみると，6つの都市（図の×）では，浮遊粒子状物質（SPM）濃度が高いほど，居住者の持続性せき・たん有症率が大きい．いま，有症率がSPM濃度に従って直線的に上昇し，また，偶然変動が加わったものがデータとして観察される，と想定しよう．**回帰分析**は下記の統計モデルで表される．

$$Y = \alpha + \beta x + \varepsilon$$

ここで，Yを**目的変数**，xを**説明変数**，εを誤差，$y = \alpha + \beta x$を回帰直線，αを切片，βを傾きまたは**回帰係数**という．例ではYが有症率，xがSPM濃度である．データの対を(x_1, y_1)，(x_2, y_2)，$\cdots$，(x_n, y_n)とおくと，回帰直線とデータの差の二乗和は$\sum \{y_i - (\alpha + \beta x_i)\}^2$となる．これを$\alpha$と$\beta$の式とみると，最も小さくなる（データと最もよく一致する）のは以下の場合である．

$$\hat{\beta} = \frac{\sum (y_i - \bar{y})(x_i - \bar{x})}{\sum (x_i - \bar{x})^2} \qquad \hat{\alpha} = \bar{y} - \hat{\beta}\bar{x}$$

ここで，$\bar{x}$と$\bar{y}$はxとyの平均である．この推定方法を最小二乗法という．回帰係数は相関係数と違って，yとxの交換で値が変わり，関連が双方向的でない．

　いま，有症率とSPM濃度の関連の有無を検定しよう．帰無仮説は両者の関連なしで，統計モデルの式では$\beta = 0$に当たる．誤差εが正規分布に従う（Yも同様）と仮定すると，βの検定は有意水準5％の棄却域が下式で表される．

$$\frac{|\hat{\beta}|}{s_e / s_x} > t_{n-2}(0.05) \qquad s_e = \sqrt{\frac{\sum \{y_i - (\hat{\alpha} + \hat{\beta}x_i)\}^2}{n-2}}$$

ここで，s_xはxの標準偏差である．データと推定された回帰直線との差を，残差という．残差はn個あるが，$\hat{\alpha}$と$\hat{\beta}$の2つを決めたゆえ，自由に動けるのは$n-2$個で，そのために，s_eの分母および棄却限界値のt分布の自由度は$n-2$となる．なお，偏差（→99頁）と類似の議論であることを注意しておこう．

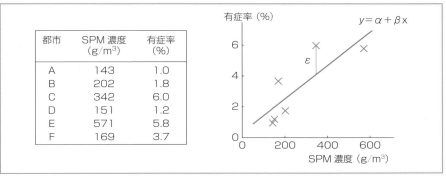

図 85. 持続性せき・たん有症率に対する SPM 濃度の関連：六都市調査
（資料：鈴木武夫ほか．大気汚染と家庭婦人の呼吸症状および呼吸機能との関係
について．大気汚染学会誌 1978；13：310 - 355．）

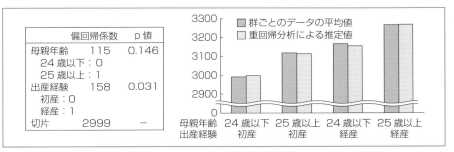

図 86. 出生時体重に対する母親年齢と出産経験の関連：重回帰分析の適用結果

　例は，$\hat{\beta}$ = 0.011，$\hat{\alpha}$ = 0.35 と推定される．これは回帰式から，SPM 濃度が 0 のときの有症率が 0.35 ％で，SPM 濃度の 1 g/m³ 増加に伴い有症率が 0.011 ％上昇することを意味する．400 g/m³ の増加で 4.4 ％の上昇となる．また，β の検定統計量は 2.82 と計算され，棄却限界値 2.776 より大きく，有意水準 5 ％で有意となる．これより，SPM 濃度と有症率の関連は偶然とは考えにくいと判定される．

　一般に，説明変数の値の範囲が広いとき，広い範囲にわたって目的変数の値が直線的に変化するとは限らない．一方，説明変数の値が比較的狭い範囲であれば，目的変数の変化は直線で近似できよう．また，推定された回帰直線において，説明変数の値を変更させて，それに対応する目的変数の値を予測することがある．

説明変数が年次であれば，外挿法による将来予測に当たる（→ 64 頁）．ただ，推定された回帰直線はデータに合うように定めたものゆえ，データが存在しない範囲まで保証されているわけでないことに注意しよう．

　説明変数が 2 つ以上のとき，**重回帰分析**という．たとえば，次のとおりである．

$$Y = \alpha + \beta_1 x_1 + \beta_2 x_2 + \varepsilon$$

この式では 2 つの説明変数の項が和である．この仮定は，2 つの説明変数が同時に変化することに伴う目的変数の変化が，各々の説明変数の変化に伴うそれの和となることを意味する．β_1，β_2 は**偏回帰係数**といい，前述と同様の方法で推定・検定できる．図 86 は出生時体重データ（→ 111 頁）への適用結果である．一般に，説明変数は連続データ以外でもよく，例でも x_1 の母親年齢は 24 歳以下を 0，25 歳以上を 1，x_2 の出産経験は初産を 0，経産を 1 と定めている．偏回帰係数から，母親年齢の 0 から 1 への変化（25 歳以上と 24 歳以下の差）により出生時体重は 115 g 重く，また，経産と初産の差は 158 g である．p 値から，母親年齢は有意でなく，出産経験が有意と判定される．回帰直線による出生時体重の期待値は 24 歳以下かつ初産が 2,999 g（= 2,999 + 115 × 0 + 158 × 0），25 歳以上かつ初産が 3,114 g などである．図より，これらの期待値は群ごとのデータの平均値とよく一致し，前述の和の仮定がおおよそ成り立っていることがわかる．

　平均値の群間比較を，他の因子を考慮して行うとき，**共分散分析**（ANCOVA）が適用できる．初産婦と経産婦の群間で児の出生時体重を，母親年齢（連続データ）をそろえて比較する．統計モデルは重回帰分析と同一の式である．例のデータに適用すると，$\hat{\alpha} = 2,730$，$\hat{\beta}_1 = 12.8$，$\hat{\beta}_2 = 161$ と推定される．ここで，母親年齢による児の出生時体重の傾き（偏回帰係数 β_1）が初産婦と経産婦で等しいと仮定している．そのため，年齢が同じ初産婦と経産婦の間で，児の出生時体重の差は母親の年齢に関わらず等しく，161 g と推定される．また，年齢が 27.1 歳の母親では（初産婦と経産婦の全体の平均年齢），児の出生時体重は初産婦が 3,077 g（= 2,730 + 12.8 × 27.1 + 161 × 0），経産婦が 3,238 g と推定される．

　目的変数が 0–1 データの場合は，**ロジスティック回帰**が適用できる．2 項母

表 41.　乳がん罹患に対する喫煙と受動喫煙の影響：Cox 回帰の適用結果

ベースライン調査	追跡調査		Cox 回帰によるハザード比	
喫煙と受動喫煙の状況	乳がん罹患者数	観察人年	推定値	95％信頼区間
喫煙なし，かつ，受動喫煙なし	9	22,982	1.0	
喫煙なし，かつ，受動喫煙あり	68	60,272	2.6	1.3-5.2
喫煙あり	11	6,907	3.9	1.5-9.9

対象者はベースライン調査時の閉経前の女性 10,235 人．追跡調査は 10 年間の死亡とがん罹患．
Cox 回帰の説明変数は上記以外に，年齢，出産歴などの 12 因子を含む．
資料：Hanaoka T, et al. Active and passive smoking and breast cancer risk in middle-aged Japanese women. Int J Cancer 2005；114：317 - 322.

集団を想定し，パラメータ p（割合）が説明変数の状況で定まるという統計モデルを想定する．$0 \leqq p \leqq 1$ を満たすため，統計モデルは直線でなく，ロジスティック関数（→ 64 頁）を用い，また，データからオッズ比（→ 172 頁）を推定・検定する．千葉調査の適用結果（表 56 → 179 頁）から，男児では，喘息様症状の新規発症率は居住地が田園部と比べて，交通量の多い道路の沿道部でおおよそ 3.72 倍であり，また，アレルギー性疾患の既往歴がなしに比べて，ありでおおよそ 4.29 倍である．喘息様症状に対する両要因の影響が大きいことがわかる．

　目的変数が生存時間データ（→ 146 頁）の場合は，**Cox 回帰**が適用できる．罹患率（あるいは死亡率）を求めるためには，ある程度の期間の長さが必要であるが，いま，期間をだんだん短くし，ある時点の瞬間の罹患率という概念を想定する．これを**ハザード**という．ハザードはある時点での罹患の強さを表すものといえる．ハザードが時点と説明変数の状況で定まるという統計モデルを想定する．Kaplan-Meier 法のように，統計モデルは特別な関数型を仮定せず，データから係数を推定・検定する．表 41 では，ベースライン調査の 1990 年から 1999 年までを追跡調査して，観察開始から乳がん罹患までの期間の長さに対して，喫煙と受動喫煙の影響を Cox 回帰で評価している．説明変数に年齢などの因子を含め，それらの影響を調整している（→ 176 頁）．喫煙なしかつ受動喫煙なしのハザードに対して，喫煙なしかつ受動喫煙ありのハザードの比（ハザード比という）は，時点によらず一定と仮定して 2.6 倍と，また，喫煙ありのハザード比は 3.9 倍と推定される．このハザード比は罹患率の比と同様の意味に解釈できる．

✎コラム　調査研究のまとめ方

・・・

　調査研究を報告書や論文などにまとめる際，注意すべき点（アンダーラインは重要なもの）を以下に述べる．

①「調査の目的」あるいは「はじめに」

　調査研究の動機，意義，目的，これまでの経過，研究の背景，対象集団や対象地域の特性を概括し，今回の調査研究のねらい，焦点を明示する．

②「調査の方法」あるいは「資料と方法」

　方法は対象集団の特定，被調査者の選定，標本調査の場合は標本抽出法，調査期日を記載する．また，主要な調査項目を示す．調査票は付録として末尾に載せる（可能な場合）．実査の方法，回収状況，配布数と回収数および回収率，集計に用いた調査票数と有効回収率，回収不能が多いときはその主な理由（調査拒否，転居，不在など）とその件数を記載する．調査に拠らない基礎資料の入手，解析の方法，特殊な手法の説明を明記する．

③「結果」

　対象集団の特性に関する内容（集団の性・年齢分布など）を述べ，次に研究目的（作業仮説のような）に沿って主な結果を述べる．とくに重要な結果は統計図表で表す．得られた結果の信頼性が問題のとき，標準誤差を記載したり有意性検定を行ったりする．パーセントの桁数を必要以上に多く記載し，いかにも精度が高いようにみせかけないよう気をつける．

④「考察」

　用いられた調査や解析の方法の問題点をまず考察する．回収率が低いときの理由，その選択バイアスの影響，回答バイアスの可能性などである．

　次に，結果の意味を実質科学の側面から解釈し，先行研究と比較する．「考察」はあまり長くならないほうがよい．「結果」にないことを長々と述べることは本研究の焦点をぼかし，研究を“総説”にしてしまうだろう．

⑤「まとめ」あるいは「おわりに」

　研究の目的，対象，方法を簡潔にまとめ，主要な結果を箇条書きにする．研究の意義，展望を述べる．

⑥「文献」は様式を整え，「付録」と「付表」は必要に応じて付ける．

第IV部

疫学的方法

第IV部では，疫学における方法論を中心に説明する．疫学は疾病の流行を制圧することを究極の目標とする学問である．流行という集団現象の把握，関連要因の分析，適切な疾病対策のための様々な疫学的方法を解説する．とくに，対象集団の観察方法と視点，疾病頻度および曝露効果の指標の定義，結果に重要な影響を及ぼすバイアスの問題などを取り上げる．

68　疫学とは － Snow のコレラ研究

　疫学は，疾病の流行状況を観察し，これにかかわる諸要因を分析して，有効な疾病対策を計画し，対策の評価を行う科学である．ここで"流行"とは，通常に比べて高い頻度で疾病が発生する状態，すなわち，多発現象のことであり，必ずしも疾病の伝播を意味するものではない．ただ，かつては流行病といえば，病原微生物の感染により人から人へ伝播する伝染病が主要なものであったが，公衆衛生，医学の進歩により，人類に恐怖を与えてきた多くの伝染病への対策が進むに伴い，いまや関心は非感染性，慢性の疾患の多発要因を解明することに移りつつある．また，疫学の対象は疾病のみにとどまらず，自殺や事故の多発現象にも広げられ，さらには健康の疫学という分野も開発されている．

　疾病の流行状況，時間的推移，空間的分布，罹患者の特性などを観察，記述する分野を，**記述疫学**という．また，流行に関連する要因を分析し，因果関係を解明する分野を，**分析疫学**という．しかし，疫学が究極の目標とするところは疾病流行の制圧である．その有効な対策を計画し，実施し，その効果を科学的に評価することにある．極論すれば，たとえ病気の原因が解明できなくても有効な疾病対策が発見されて流行が制圧できれば，疫学研究の目的は達成されたことになろう．その代表的な例を John Snow のコレラの研究にみることができる．

　1848 年から 1849 年にかけて，ロンドンではコレラの大流行があり，3 万人が罹患して 1 万 4 千人が死亡した．開業医の Snow は，①患者の発生がブロード街に集積していること，②患者の 91 ％がブロード街にある水道の水を飲んでいること，③流行の中心部に住んでいても水道水を飲まないところでは発病数が 1/10 であること，を観察した．図 87 は Snow が画いたもので，ブロード街を中心に患者（横棒で表す）の多発，すなわち，地域集積性のあることを示している．さらに，Snow は④他地域から来た見舞い客で患者の遺体に会えずに 20 分滞在してそこの水道水を飲んだ者の発病例，⑤他地域の居住者が運ばれてきたブロード街の水道水を飲んで発病した例など，事例観察の結果をも総合して，当時，学

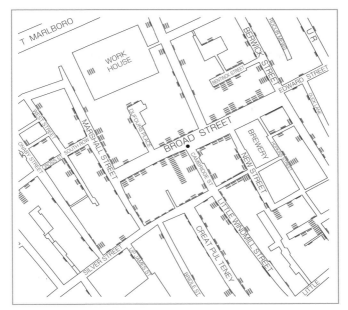

図 87.　John Snow の画いたコレラ患者の集積性
（■■■ は死亡を，•は水道栓を表す）

資料：Snow J. On the mode of communication of cholera. 2nd edition.
　　In：Snow on Cholera. New York：The Commonwealth Fund, 1936.

界で支配的であったミアズマ説（瘴気説ともいい，遺体から発生する気体を病気
の原因と考える説）を否定した．すなわち，病毒は患者に飲み込まれて消化管内
で増殖するもので，そこから排泄された病毒を体内に取り入れた者が新たな患者
になる，と断定した．その後，1854 年に再度，コレラが流行した際は，水道水
を飲用する者でも水源の取り入れ口が異なる場合に罹患率に大きな差がみられる
ことを示し，同年 9 月 8 日，ブロード街の水道栓を閉じさせた．コレラの原因で
あるコレラ菌が発見されたのは約 30 年後のことであり，真の原因が解明されな
くても有効な対策が探り出された点に，注目しなければならない．このように，
患者の発生状況を観察して発病原因の仮説を立て（記述疫学的），水源と患者発
生との関連を示し（分析疫学的），水道の使用禁止という有効な対策を進言した
Snow の仕事は，まさに近代疫学研究の始まりといえる．

69 疾病罹患の要素 — 疫学の三角形

　コレラの罹患にはコレラ菌の体内侵入が不可欠である．ある疾病の罹患に不可欠な要素を**病因**という．コレラの病因はコレラ菌のみであり，これを病因と疾病は一対一に対応，あるいは，一病因一疾病の関係という．コレラ菌の主な侵入経路は飲料水であるが，そこには飲料水の汚染，あるいは，消毒の不完全という**環境要因**が関係する．また，菌が体内に侵入した場合でもすべての人が発病するとは限らず，抵抗力に個体差があり，これを**宿主要因**という．疾病の罹患では病因のみならず，環境要因，宿主要因を併せて考えることが大切である．環境要因や宿主要因の改善が疾病対策として有効であることが多いからである．表42に，様々な病因，環境要因，宿主要因の例を分類して示している．

　このように疾病の罹患は，病因，環境要因，宿主要因の3つの要素が互いにかかわりあって，初めて成立する．図88は，3要素相互の関係を図示したもので，"疫学の三角形"と呼ばれている．

表 42. 疾病罹患の要素

病　因	環境要因	宿主要因
①病原生物	①物理的要因	①主体的特性
細菌	気候	性・年齢
ウイルス	気象	種族
寄生虫	地理	②身体的性状
②化学的病因	地質	解剖学的性状
有毒物質	②生物的要因	生理的性状
栄養素	媒介動物	③精神的性状
③物理的病因	③社会経済的要因	気質・性格
放射線	人口密度	④先天的抵抗力
熱	人口移動	遺伝・素因
外力	生活環境	⑤後天的抵抗力
④精神的病因	教育・文化	免疫
ストレス	保健医療制度	予防接種

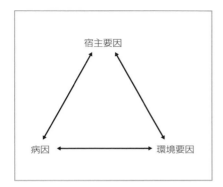

図 88.　**疫学の三角形**

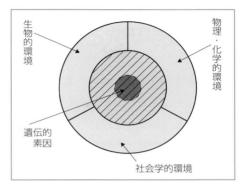

図 89.　**車輪モデル**（外側の輪は外因，
内側の円は内因を表す）

　ある種の疾病では複数の原因が考えられる．このときは疾病からその原因を特定することはできない．前記のように単一の病因が存在するとき，疾病は**特異的**であるといい，原因が多数あって特定できないとき，**非特異的**という．病原微生物の罹患による感染症の多くは特異的であり，各種の発がん物質への曝露により起こるがんは非特異的である．非特異的疾患の場合，病因と環境要因を区別することが困難になることも少なくない．それゆえ，上記の 3 要素のうちの病因と環境要因を併せて**外因**とし，宿主要因である**内因**との 2 つに分ける考え方もある．多くの非感染性疾患ではこのほうが実際的であろう．疾病罹患に関する内因，外因の関係を車輪状に表したモデルも提案されている（図 89）．車輪の内側に内因，外側に外因，内因のうちの遺伝的素因を中心部に，また，外因を生物的，物理・化学的，社会学的の 3 者に分けて配置したものである．

　原因と結果の関係には，直接的なものの他に間接的なものがある．A が原因となって結果 B が生じ，B が原因となって結果 C が起こる場合，A は C の間接的原因になる．間接的原因を考慮して疾病多発の関係を究明していくと，原因と結果が複雑に絡んだ図式，いわゆる “因果の綾” が画かれることになろう．このように，疫学では疾病の罹患には多くの要因が関与しており，それらが複雑に関係するという考え方を基礎としている．この考え方を**多重原因説**あるいは多要因原因説という．

70 疫学研究とデータの変動因 ― 大気汚染と健康影響

　疫学研究の特徴は，地域や職域などの一般人口集団を対象とすることにあり，この点，主に患者のみを対象とする臨床研究とは異なる．そのため，野外観察が中心になり，等質な集団について環境条件を制御しながら行える実験室的研究と比べると，研究結果の解釈に難しい問題を残すことも少なくない．もう１つの特徴は集団観察であり，対象集団の明確化と疾病流行の数量的把握が重要になる．ここでは疫学独特の手法を含めて様々な統計的手法が適用される．一方，原因を探索し仮説を設定する段階では，事例調査（→86頁）も極めて重要である．

　一般に，野外観察では，観察結果に様々な変動が入り込むのは避けられない．それだけに，無用な変動因の影響を少しでも除く工夫が重要になる．まず，観察対象に関与する変動因を把握することが，その基本となろう．表43は，53地域における大気汚染濃度と小学生の呼吸器症状の関連を調べた研究結果の一部である．二酸化窒素濃度は地域の大気汚染測定局の３年間の平均値であり，小学生（表は男子のみ）の呼吸器症状は質問票で得ている．表から，二酸化窒素濃度の高い地域に居住する小学生は，低い地域の小学生よりも，喘息様症状を有する割合が大きいことがわかる．ここには，大気汚染の曝露量を推定する際に含まれる変動因と，健康影響を評価するデータの変動因がある．表44は，研究結果への影響度は別として，考えられる変動因を列挙したものである．

　研究計画を立てる際，研究のねらいと変動因による影響とを併せて検討することが大切である．呼吸器症状でも喘息の発作などの急性影響をみるときは，日々の濃度に関係する気象条件が重要であろうが，喘息様症状の有病率など慢性影響を取り上げる場合は，日間の変動よりも年間平均濃度に関連する変動因に注目すべきであろう．観察対象地区に局所汚染源が存在するか，地区の汚染濃度が測定局の値で推定できるか，などの汚染曝露に直接影響する変動因はとくに重要であろうし，慢性影響の観察では居住歴や過去の職業性曝露を調べることが必要になろう．屋内汚染や喫煙習慣などは，大気汚染による影響を攪乱することになるの

表 43. 二酸化窒素濃度と喘息様症状の関係 (対象は小学校男子)

居住地域の二酸化窒素濃度	喘息様症状		計
	あり	なし	
0.03 ppm 以上	303 (6.1 %)	4,647	4,950 (100)
0.03 ppm 未満	1,997 (4.4 %)	43,404	45,401 (100)
計	2,300 (4.6 %)	48,051	50,351 (100)

資料：常俊義三ほか．学童の呼吸器症状と大気汚染（環境庁大気保全局調査資料についての検討）．大気汚染学会誌 1987；22：431-459.

表 44. 大気汚染と呼吸器症状調査に関する変動因

A. 大気汚染曝露量の変動因
　①大気汚染の本質的変動
　　　日内変動（交通量，工場の稼動時間帯），日間変動（曜日）
　　　季節変動（逆転層のできる冬季の汚染の上昇）
　　　天候による変動（風雨による汚染の低下，光化学スモッグの発生）
　②測定局データの地域代表性
　　　幹線道路，工場など局地汚染源の存在
　③測定局データの正確性
　　　測定誤差，試料採取の場所
　④個人の大気汚染曝露量
　　　居住歴，過去の曝露，居住地と勤務地の差異
　⑤大気汚染以外の空気汚染曝露による攪乱
　　　室内汚染（暖房器具，換気方法，受動喫煙）
　　　喫煙習慣，職業性曝露
B. 呼吸器症状調査の変動因
　①質問票調査
　　　質問票による調査の限界，回答の再現性
　②肺機能検査
　　　測定誤差，機器・手技による差
　③調査対象者の個体差
　　　性別，年齢，アレルギー素因などの体質
　④調査対象の抽出による誤差と偏り
　　　汚染地区住民の健康被害に対する関心の強さ

で，調査項目に欠かすことができない．解析の段階でこれらの影響は，ある程度排除できるからである（→ 176 頁）．例の研究でも，影響しそうな多くの変動因に対して様々な対処がなされている．

71 記述疫学 ― 集積性と仮説設定

　疫学研究は疾病の多発状況の観察から始まる．疾病が特定の地域において多発する**地域集積性**については先に述べた（→4頁）．一定の時期に多発することを，**時間集積性**，さらに，特定地域に同時期に多発することを，時間・地域集積性（あるいは，時間・空間集積性）という．また，ある種の疾患では特定の種族に多発する種族集積性，あるいは，家族に多発する**家族集積性**がみられることもある．

　図90は時間集積性の例で，1952年11月29日から12月16日にかけて起こったロンドン・スモッグ事件を示している．この間の高濃度のスモッグにより4千人以上の過剰死亡が生じたのである．

　ある疾病の流行が観察されると，流行の規模と広がりを調べて，疾病対策の基礎資料とする．流行の時間的変動，地域分布，罹患者のもつ生物学的あるいは社会的特性などは，臨床医学の場における疾病診断にも利用される．さらに，これら疾病流行に関する特性に基づいて，分析疫学における関連要因を解明するための仮説の設定がなされる．

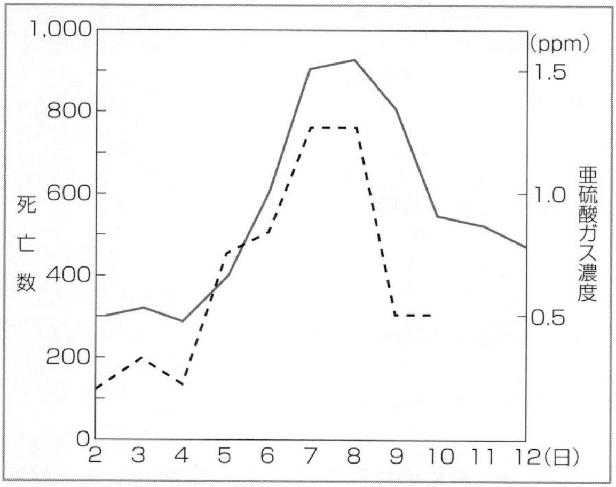

　（1）流行の時間的変動の観察は，観察期間の長さで分けて考えるとよい．罹患率や死亡率の年次推移からは，トレンド（→2頁）や数年以上の周期をもつ循環変動が観察される．トレンドについては，長期にわたる疾病対策の評価，生活環境の変化による影響，衛生教育の成果などを読み取

図90. 1952年12月2日から12日までのロンドン市における1日死亡数（実線）と亜硫酸ガス濃度（点線）の推移

ることができる．ある種の伝染病の流行には，1年，もしくは，数年おきの循環変動がみられるものもある．月別のデータからは1年以内の変動，すなわち，季節変動が観察できる．食中毒の発生や多くの感染症の罹患には明確な季節変動がみられる（→ 12頁）．また，呼吸器疾患，循環器疾患の死亡率が冬季に高い（全死因死亡率も冬季にピーク→ 56頁）ことはよく知られている．伝染病の流行や食中毒発生の消長は日別罹患数の観察により調べることができる．罹患の増加傾向やピークから流行の規模や曝露された日が推定される．さらに，日内変動の観察からは喘息の発作が起こりやすい時間帯を知ることができる．

　(2) 疾病の地域分布観察も広がりの規模で分けられる．世界各国における疾病の罹患率，死亡率には大きな較差が認められる．疾病の重要な環境要因である気候，食生活，病原体やその媒介生物の存在などの違いを考慮すれば，この較差の存在は十分理解できよう．地球規模の観察ではインフルエンザやエイズのような世界的な流行状況をみることも重要である．国内における地域分布の観察には，既存資料が入手できる行政区域別（都道府県，市町村，保健所管轄区域）のデータが基礎になる．これらにより大域的観察から小地域における疾病の地域集積性が観察される（→ 4頁）．

　(3) 罹患者の特性は生物学的特性と社会的特性に分けられ，前者は先天性要因と後天性要因に分けられる．先天性要因にも性，年齢などの一般的なものと，遺伝的要因や素因と呼ばれる類のものがある．後天性要因には栄養，喫煙習慣，既往歴，後天免疫などが挙げられる．人種は生物学的要因であるが，種族のもつ遺伝的素因によるものもあれば，種族独特の生活習慣が関係する場合もある．後天性要因の中には，予防接種などの疾病対策あるいは，栄養指導や禁煙など健康教育により改善しうるものがある．社会的特性には生活水準，職業，教育，宗教などが挙げられる．社会的要因（あるいは社会経済的要因）は，本来，社会生活がもたらす病因への曝露と生活環境により説明されるべき性格のものであり，また，その方向に分析を深めなければ疾病対策に結びつかない．貧困者に結核患者が多いのは，居住空間が狭いため感染しやすく，栄養不足による抵抗力の低下，経済的理由による診療の遅れなどによるのであろう．船舶解体業従事者に肺がんが多

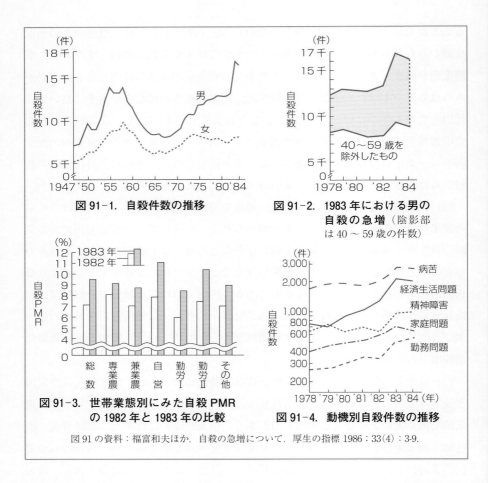

図 91-1.　自殺件数の推移

図 91-2.　1983 年における男の
　　　　　自殺の急増（陰影部
　　　　　は 40 ～ 59 歳の件数）

図 91-3.　世帯業態別にみた自殺 PMR
　　　　　の 1982 年と 1983 年の比較

図 91-4.　動機別自殺件数の推移

図 91 の資料：福富和夫ほか．自殺の急増について．厚生の指標 1986；33（4）：3-9.

いのは仕事上アスベストへの曝露が考慮され，高学歴女性に乳がんが多いのは結婚年齢の遅れが出産の遅れという生理学的要因に結びつくためであろう．

　図 91-1 ～ 4 は記述疫学の例で，1983 年からわが国でみられた自殺の急増を示したものである．1 は男にのみ急増したこと，2 は中年層に急増したこと，3 は世帯業態別には自営業と勤労者の世帯で急増が目立つこと（PMR については→ 37 頁），4 は経済生活問題を動機とする自殺が増加したことがわかる．以上の観察から自殺急増の原因仮説が絞られてくるだろう．

72 分析疫学 ― コホート研究と症例対照研究

　記述疫学で疾病の原因仮説を設定し，分析疫学ではその証明を目指す．前者が探索的に対し，後者は確証研究としての性格が強い．原因仮説を証明するために，要因曝露と疾病罹患の間の関連性をみることになり，研究の対象には，通常，要因曝露の有と無，および，疾病罹患の有と無のすべての組み合わせを含めることになる．ここで，要因曝露の有と無は，喫煙ありとなし，健康診断の受診ありとなし，などである．**リスク**とは疾病に罹患する危険の度合を指し，リスクをもたらす要因を**リスク要因**（危険因子など），低下させる要因を予防要因という．

　図92に疫学研究デザインの種類を示す．研究デザインは**観察研究**と，対象集団に人為的な操作を加えるなどの一種の実験的研究（介入研究→168頁）に大別される．研究の対象が集団単位の観察研究を**生態学的研究**という．六都市調査（→150頁）がその例である．既存統計資料によって地域単位に，疾病と要因の関連を観察するのは比較的容易である．ただ，一足飛びに因果関係というより，仮説要因設定のために行われることが多い．

　疫学研究では，研究の対象は個人単位が普通である．このとき，観察研究は一時点の観察に基づく**横断研究**（断面研究）と，時間的経過に沿って観察する**縦断研究**に分けられる．横断研究は要因曝露の有無と疾病の有病状態を同時に観察するゆえ，縦断研究よりも短い時間で比較的容易に実施できる．ただ，罹患率を推定できず，場合によっては，いずれが原因でいずれが結果か，その時間的関係も確認できない．主に，慢性疾患の有病率を要因別に比較することになる．二酸化窒素濃度と喘息様症状の研究（→160頁）がその例である．

　コホート研究とは要因の曝露状況別に設定された集団（コホートと呼ぶ）について，追跡観察して，疾病の罹患状況を比較するものをいう．縦断研究の1つである．表45は，米国のFraminghamで実施された循環器疾患のコホート研究である．観察開始時の血圧値により2群に分けられた集団を12年間追跡して，虚血性心疾患の罹患状況を調べている．表より，観察開始時の最大血圧が

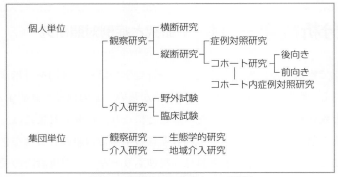

図 92.　疫学研究デザインの種類

表 45.　血圧と虚血性心疾患罹患の関係

最大血圧	虚血性心疾患罹患		計
	あり	なし	
140 mmHg 以上	99 (9.7 %)	917	1,016 (100)
140 mmHg 未満	30 (1.8 %)	1,623	1,653 (100)

資料：Truett J, et al. A multivariate analysis of the risk of coronary heart disease in Framingham. J Chron Dis 1967；20：511–524.

140 mmHg 以上の群では，虚血性心疾患の罹患者の割合が 9.7 % であり，140 mmHg 未満の群の 1.8 % よりも大きい．一般に，コホート研究では，要因曝露は疾病罹患よりも時間的に前にある．これは，因果関係を考える上で極めて有利である．罹患の頻度も得られる．一方，まれな疾病では，多くの人を長期にわたって観察する必要があり，費用やマンパワーがかかるという欠点がある．しかも，結果が出るまでにかなりの期間を要するので，緊急性の高い課題には向かない．

　症例対照研究とはある疾病の症例群と対照群（その疾病に罹患していない者）を設定し，過去に遡って仮説的要因の曝露割合を比較して，要因曝露と疾病罹患の関連性を調べる方法である．縦断研究の 1 つである．表 46 は，アザラシ奇形の児を出産した母親（症例群）と正常児を出産した母親（対照群）について，妊娠中のサリドマイド服用状況を比較したものである．症例群の服用割合が 80 %（= 90/112）に対し，対照群の服用割合はわずか 1 % に過ぎず，両者の強い関連

表 46. アザラシ奇形の出産とサリドマイド服用の関係

		奇形出産	正常児出産
サリドマイド	服　用	90	2
	非服用	22	186
計		112	188

資料：Lenz W, Knapp K. Die Thalidomid-Embryopathie. Deut Med Wochschr 1962；87：1232-1242.

性を明確に示している．一般に，臨床の場を通して症例を収集できるため，この例のように，まれな疾病でも実施できる．この点でコホート研究に優る．様々な関連要因を同時に検討できることから，探索研究として実施される場合もある．罹患率は得られないが，両群の罹患率の比を評価することができる（→ 171 頁）．ただ，過去の要因の曝露状況を正確に把握するのは容易でなく，また，適切な対照者の選定には難しい面がある（→ 174 頁）．これら難点の克服のために様々な工夫をするが，それでも結果の解釈に課題を残すことも少なくない．

　研究方法には過去の事柄を調べる**後向き**と，将来の事柄の**前向き**がある．通常，コホート研究は前向き，症例対照研究は後向きである．後向きコホート研究（あるいは歴史的コホート研究）は，過去に遡ってコホートを設定し，以後の記録に基づき，現在までを追跡観察する方法である．職域での入社以降の健康診断記録や長期間のレセプトデータベースをもとに適用されている．コホート内症例対照研究（あるいはネスティッド・ケース・コントロール研究）とはコホート研究の中で症例対照研究を行う方法で，前向きである．たとえば，コホート研究の対象者から観察開始時点で採取した血清を凍結保存しておいて，その後，症例群（観察開始後に疾病を罹患）と対照群だけで特別な（高価な）項目を測定する．これにより限られた予算でも実施可能となる．

　疾病の関連要因は現実の集団内で一様でなく，異なる水準に曝露され，それが自然に起こっている，とみられる．人為的な実験に対し，この現象を**自然の実験**といい，野外観察を基本とする疫学研究の主な対象である．時間，場所と人の特性によって疾病の発生状況には大きな差があり（→ 162 頁），これより多くの自然の実験が存在し，また，多くの疾病発生は予防可能であるといわれている．

73 介入研究 ― 疫学的実験

　対象集団に対して，疾病に関連するとみられる要因を人為的に加えたり，減じたりして，その罹患への影響を調べる方法を**介入研究**という．これは一種の実験で，実験疫学とも呼ばれる．要因と疾病の因果関係を直接証明できる利点はあるが，当然，倫理上の制約があり，現実に適用できるのは人体に有益となる場合に限られる．ワクチンの有効性の介入研究が代表例である．対象者をワクチンとプラセボ（偽薬）投与の2群に分け，効果を比較することになるが，副作用が皆無に近いことが前提になろう．偽薬のように無効なものを与えるのも倫理上批判の対象になることがある．対象者に対し，事前に，研究目的・方法，効果と副作用，参加しなくとも不利益のないことなどを説明・理解を通して，自由意志による同意を得ること（**インフォームド・コンセント**という）が原則である．

　患者を対象とする介入研究を**臨床試験**，健康者を対象とするものを野外試験と呼ぶことがある．表47はストレプトマイシンの臨床試験の例である．結核患者を投与群と対照群に無作為割付し，有効性と安全性を比較している．**無作為割付**とは，群間の偏りを避けるため，各対象者が各群に割付される確率を同一とする方法であり，コインを投げて表が介入群，裏が対照群と定めると思えばよい．この有効性の証明に対し，無作為割付の重要性は容易に理解されよう．また，試験薬の臨床試験では二重盲検法を用いることも多い．**二重盲検法**とは，患者および効果判定者である医師が偽薬と試験薬とを区別できないようにすることをいう．服薬による心理的効果ならびに判定者の先入観を除くためである．臨床試験は選択され管理された患者を対象とする点で，一般の介入研究と明らかに異なる．

　地域単位に介入を行う方法がある．これを**地域介入研究**という．たとえば，一方の地域で水道水にフッ素を添加し，他方の地域で添加せず，両地域間で齲歯の状況を比較するなどである．適用場面は限られるであろう．対照群のない介入研究もある．図93は急性灰白髄炎（ポリオ）罹患数の推移である．ワクチンが開発され集団接種されて以降，罹患数は劇的に減少し，その有効性が証明された．

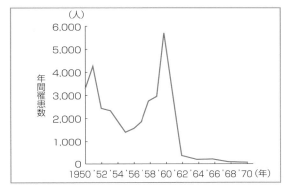

図 93.　急性灰白髄炎（ポリオ）罹患数の年次推移
—ソークワクチンが 1961 年 1 月，生ワクチンが同年 7 月より 1,300 万人に投与

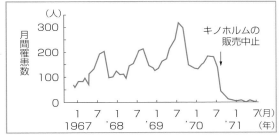

図 94.　スモン罹患数の推移
—キノホルムが 1970 年 9 月に販売停止

表 47.　結核患者に対するストレプトマイシンの臨床試験

		改善あり	なし	計
ストレプトマイシン	投与群	38（69 %）	17	55（100）
	対照群	17（33 %）	35	52（100）

資料：British Medical Research Council. Streptomycin treatment of pulmonary tuberculosis. BMJ 1948；2：769–782.

図 94 はスモン罹患数の推移である．スモンは下痢，腹痛に伴い知覚，運動障害を起こす神経疾患で，1955 年ごろから各地で発生が観察された．夏季に多発し地域集積性がみられたため，当初は感染性疾患と考えられたこともあったが，キノホルム剤の服用を原因とする仮説が唱えられ，1970 年 9 月に厚生省は全面的に販売停止した．以後，患者の新発生は急減し，事実上消滅した．図から季節変動と新発生の消滅の様子が読み取れる．これは計画された研究でないが，販売停止という介入が因果関係を明確に証明した．

74 リスクとその比較 — 相対危険度とオッズ比

　疾病頻度の指標を挙げる．リスク（→ 165 頁）は狭い意味で一定期間内の疾病の罹患確率を指し，観察開始時の対象集団に対する一定期間内の疾病の罹患数の比（**累積罹患率**という）で求める．対象集団は疾病罹患の可能性のある者に限り，また，観察期間を明示する．表 45（→ 166 頁）では，12 年間の虚血性心疾患の累積罹患率は最大血圧 140 mmHg 以上の群で 9.7 ％である．一方，単位時間当たりの疾病罹患数を**罹患率**といい，対象集団の延べ観察期間，すなわち "人年" に対する疾病罹患数の比で求める．罹患率は単位があり，累積罹患率は確率のため単位がない．図 83（→ 147 頁）では，エイズ患者の罹患率（例は死亡率）は 6人 /26.1 人年 = 0.23/ 年で，100 人年当たり 23 人である．また，ある時点で疾病を有する者の割合は有病率（→ 41 頁）といい，主に慢性疾患のリスクを表すのに用いる．表 43（→ 161 頁）では，喘息様症状の有病率は 4.6 ％である．累積罹患率と罹患率はコホート研究から，有病率は横断研究から得られる．

　曝露効果の指標を挙げる．2 つのリスクの比較には比または差を用いる．要因の曝露なしに対する曝露ありのリスクの比を**相対危険度**という．表 48 は Doll とHill の有名なコホート研究で，英国の医師 4 万人以上を 53 か月間追跡観察し，喫煙の死亡への影響を評価している．大量喫煙者の死亡率は非喫煙者より高く，肺がんの相対危険度は（大量喫煙者の死亡率）/（非喫煙者の死亡率）= 166/7 =23.7 倍に及ぶ．相対危険度は要因（例では喫煙）とリスク（例では肺がん死亡率）の関連の強さを表し，両者の因果関係の立証に用いる．一方，要因の曝露なしに対する曝露ありのリスクの差を**寄与危険度**という．要因の曝露によるリスクの増加分を意味する．例では，喫煙の寄与危険度は虚血性心疾患が 177（= 599 − 422）で，肺がんの 159 よりも大きい．これより，10 万人の大量喫煙者のすべてが禁煙した場合（非喫煙者に等しいリスクになると仮定），虚血性心疾患死亡の減少は肺がんのそれより大きいと見積もられる．寄与危険度は関連の大きさを表し，対策立案などの議論に用いる．

表 48.　大量喫煙者と非喫煙者の死亡率の比較（コホート研究による）

	標準化死亡率（人口 10 万当たり年間死亡率）			
	肺がん	他のがん	他の呼吸器疾患	虚血性心疾患
大量喫煙者*	166	263	141	599
非喫煙者	7	204	81	422

* 1 日に紙巻タバコ 25 本以上
資料：Doll R, Hill AB. Lung cancer and other causes of death in relation to smoking. Br Med J 1956；2：1071-1081.

要因の曝露ありのリスクにおける寄与危険度（曝露によるリスクの増加分）の割合を，**寄与危険割合**という．虚血性心疾患では 177/599 = 29.5 % となる．これは「（相対危険度 − 1）／相対危険度」と一致し，$(599/422-1)/(599/422)$ = 29.5 % となる．また，要因の曝露なしに対する集団全体のリスクの差を**集団寄与危険度**（または人口寄与危険度），集団全体のリスクにおける集団寄与危険度の割合を**集団寄与危険割合**（人口寄与危険割合）という．例で，大量喫煙者の割合が 30 %，残り 70 % が非喫煙者と仮定すると，集団全体の虚血性心疾患リスクは人口 10 万当たり 0.3×599 + 0.7×422 = 475.1 である．集団寄与危険度は 475.1 − 422 = 53.1 となるが，要因の曝露割合と寄与危険度の積，0.3×(599−422) = 53.1 でも計算できる．集団寄与危険割合は 53.1/475.1 = 11.2 % と計算される．これらは，特定の集団に対し，その喫煙者のすべてが禁煙した場合に，虚血性心疾患死亡の減少とその割合を見積もったもの，とみられる．

症例対照研究ではリスクが得られない．表 49 の左側はサリドマイド服用とアザラシ奇形の症例対照研究（→ 167 頁）である．ここで，服用者の奇形出産割合を，機械的に 90/92 = 97.8 % と算定しても無意味である．この割合は任意に選んだ対照群の人数に左右されるからである．表の右側の仮想データは，対照群の正常児出産を 10 倍の 1,880 人を集めた（正常児出産の服用割合は実際データのそれと同じ）と仮定したもので，服用者の奇形出産割合が変化することを示している．

ある事象が起こる確率（θ とおく）と起こらない確率の比，$\theta/(1-\theta)$ をオッズと呼ぶ．表 49 の実際データでは，症例群の服用割合は 90/112，そのオッズは 90/22，対照群のオッズは 2/186 である．この 2 つのオッズの比を**オッズ比**という．2 × 2 分割表の記号（表 35 → 138 頁）を用いると，オッズ比は次式となる．

表 49. 症例対照研究における比率算定の問題
アザラシ奇形とサリドマイド服用の仮想データ

	実際のデータ			仮想データ*		
	奇形	正常	計	奇形	正常	計
服 用	90(97.8 %)	2	92(100)	90(81.8 %)	20	110(100)
非服用	22(10.6 %)	186	208(100)	22(1.2 %)	1,860	1,882(100)
計	112	188	300	112	1,880	1,992

*対照群（正常児出産）の人数を 10 倍に増やした場合

$$\frac{n_{11}/n_{01}}{n_{10}/n_{00}} = \frac{n_{11} \cdot n_{00}}{n_{10} \cdot n_{01}} = \frac{90 \cdot 186}{2 \cdot 22} = 380.5$$

このオッズ比の値は対照群を 10 倍にした仮想データでも，さらに，全正常出産にしても変わらない．これより，服用群と非服用群における奇形発生の累積罹患率のオッズ比と一致することになる．また，累積罹患率の値が小さいとき（たとえば 1 ％未満），オッズ比の値は相対危険度に近い．たとえば，表 45（→ 166 頁）では，累積罹患率が比較的高いものの，相対危険度 5.4 に対し，オッズ比は 5.8 と近い．症例対照研究ではオッズ比を相対危険度の代用として用いる．

　介入研究のリスク評価では，コホート研究と類似しているものの，曝露ありが新治療，曝露なしが標準治療やプラセボで，新治療の有効性の指標として有効率や NNT を用いることが多い．**有効率**は曝露なしのリスクに対する「曝露によるリスクの低下分」の割合，**NNT** は「曝露によるリスクの低下分」の逆数である．表 47（→ 169 頁）のストレプトマイシンの臨床試験で，改善なしをリスクとすると「曝露によるリスクの低下分」は 0.364（= 35/52 − 17/55），有効率は 54 ％（= 0.364/（35/52）），NNT は 2.7（= 1/0.364）である．この 2.7 は，患者 2.7 人への投与によって，対照治療と比べて改善が 1 人増えると期待されることを意味する．NNT の少ない人数は，同薬の有効性が極めて高いことを表している．

> **✎ 演 習**
>
> 　表 48 で，各死因の相対危険度と寄与危険度を比較してみよう．表 49 で，実際のデータと仮想データでオッズ比が一致することを確かめてみよう．

75 偏り（バイアス），交絡，誤分類 ― 疫学研究の障害

　疫学研究の変動因について述べてきたが，ここでは変動の性格を議論しよう．誤差には方向性のない偶然誤差と，一定の方向性を有する偏り（バイアス，系統誤差ともいう）とがある（→ 24 頁）．前者はデータ数を増やし平均すれば小さくできるが，後者の扱いは厄介である．データに含まれた偏りは解析では除けないし，また，データ数を増やしても減らせない．対策としては偏りの入る原因を予め検討しておいて，研究計画やデータ収集の段階で十分に注意する他はない．

　主な偏りには選択バイアスと測定バイアスがある．**選択バイアス**は対象者の選択時に生ずるものを指す．対象者を無作為抽出できればこの偏りは入らないが，疾病に関する調査は他の調査以上に無作為抽出が困難なことも多い．たとえば，調査の回収率が低いと，この偏りの入る可能性が高い（→ 84 頁）．**測定バイアス**（情報バイアスともいう）はデータを測定するとき（情報を収集するとき）に生ずるものを指す．たとえば，虚偽の回答はこの偏りになることが多い（→ 24 頁）．

　誤った評価や分類が偏った結果をもたらす場合があり，**誤分類**の問題という．図 95 は大気汚染濃度レベルの異なる 2 地区（人口規模は等しい）における呼吸器疾患有症率を比較した仮想データである．汚染濃度レベルは地区内の測定局の値が採用されるが，地区全体一様に同レベルとは限らない．高濃度曝露の有症率は低濃度の 3 倍高い（相対危険度が 3）とする（ケース 1）．このとき測定された濃度レベルが曝露量を正確に反映すれば，3 倍の有症者がみられるだろうが，もし，それぞれの地区の 1/4 の住民の曝露量が逆になれば，(b) のように相対危険度は 1.7 になる．この場合，曝露量の不正確さは両地域で等しく起こっており，両地域を合わせた全体としては，測定された濃度レベル，有症率とも偏りがないにもかかわらず，相対危険度は常に 1 に近づく方向に作用する．一方，汚染と有症率が無関係であれば（ケース 2），曝露量の不正確さが相対危険度に本質的影響を与えることはない．誤分類の確率が集団間で同じ場合を無差別的というが，このような無差別的誤分類の性質は結果を解釈する上で重要である．一方，誤分

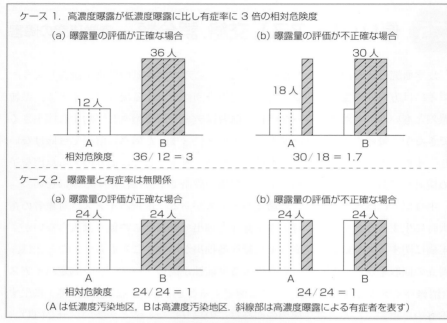

ケース 1. 高濃度曝露が低濃度曝露に比し有症率に 3 倍の相対危険度

（a）曝露量の評価が正確な場合　　　　（b）曝露量の評価が不正確な場合

36 人　　　　　　　　　　　　　　30 人

18 人

12 人

A　　　　B　　　　　　　　　　A　　　　B
相対危険度　36 / 12 = 3　　　　　　　30 / 18 = 1.7

- -

ケース 2. 曝露量と有症率は無関係

（a）曝露量の評価が正確な場合　　　　（b）曝露量の評価が不正確な場合

24 人　　24 人　　　　　　　　　24 人　　24 人

A　　　　B　　　　　　　　　　A　　　　B
相対危険度　24 / 24 = 1　　　　　　　　24 / 24 = 1

（A は低濃度汚染地区，B は高濃度汚染地区．斜線部は高濃度曝露による有症者を表す）

図 95. 曝露量の評価の誤りが相対危険度に与える影響

類の確率が集団で異なるとき差別的というが，差別的誤分類は相対危険度を 1 から遠ざける方向に作用したり，無関係のものに関連を生じさせることもある．

　コホート研究では，要因の情報収集の後で，疾病発生が観察される．それゆえ，要因に誤分類があっても，それは時間的に後の疾病発生と関連するとは考えにくく，主に無差別的誤分類が問題となる．もちろん，先入観から要因「あり」群の罹患を取り上げ，「なし」群のほうを見逃す傾向があれば，これは差別的になる．一方，症例対照研究では，患者と対照者の選択バイアス，無差別的誤分類とともに，差別的誤分類も問題となる．患者と対照者では疾病の知識や要因に対する関心の差，患者が医師から繰り返し問診されることなどから，過去の思い出しに違いが生ずる可能性があるためである．

　次に，**交絡**について説明しよう．これは，ある要因（仮説的原因）と疾病との間の関連が他の要素の介在により，歪められる現象を指す．その第 3 の要素を**交**

絡因子という．下表は説明のための仮想データである．表50は，各年齢層には要因と疾病の関連がない，すなわち本来関連が存在しない（あるいは弱い）にもかかわらず，総数では年齢の交絡により強い関連が出現するケースである．これは，年齢層間で疾病割合に差がある上に，要因ありの割合が60歳未満で25％（＝50/200），60歳以上で73％（＝80/110）と大きく異なるためである．表51は，逆に，本来存在する関連が年齢の交絡で消える（あるいは弱くなる）ケースである．前者を正の交絡，後者を負の交絡と呼ぶこともある．

　このように，交絡が生ずるのは，第3の因子が① 疾患の状況と関連している，かつ，②要因の状況と関連している場合である．また，③要因と疾病を結ぶ因果経路上にないことも必要である．たとえば，血圧と虚血性心疾患の関連をみるとき，冠動脈硬化の程度は① ②を満たすであろうが，交絡因子ではない．冠動脈硬化は高血圧の結果として生じ，血圧はそれを通して虚血性心疾患の発症に関係する（③を満たさない）．冠動脈硬化の程度ごとに，血圧と虚血性心疾患の関連性をみても，血圧の虚血性心疾患への影響を評価することにならないのは容易に理解できよう．交絡は偏りと並んで結果を見誤る落とし穴になるものである．

表50. 年齢の交絡で要因と疾病の関連が生じたケース

[60歳未満]		疾病あり	なし	計
要因	あり	20(40.0％)	30	50(100)
	なし	60(40.0)	90	150(100)
計		80	120	200

[60歳以上]		疾病あり	なし	計
要因	あり	64(80.0)	16	80(100)
	なし	24(80.0)	6	30(100)
計		88	22	110

[総数]		疾病あり	なし	計
要因	あり	84(64.6)	46	130(100)
	なし	84(46.7)	96	180(100)
計		168	142	310

表51. 年齢の交絡で要因と疾病の関連が消えたケース

[60歳未満]		疾病あり	なし	計
要因	あり	60(40.0％)	90	150(100)
	なし	30(30.0)	70	100(100)
計		90	160	250

[60歳以上]		疾病あり	なし	計
要因	あり	16(80.0)	4	20(100)
	なし	72(60.0)	48	120(100)
計		88	52	140

[総数]		疾病あり	なし	計
要因	あり	76(44.7)	94	170(100)
	なし	102(46.4)	118	220(100)
計		178	212	390

76 交絡の調整 — Mantel-Haenszel 法

　交絡への対処としては，交絡しそうな因子を調査して**層別解析**するのが基本である．表52は，表45のコホート研究データ（→166頁）を1/5にし，年齢層別に解析したものである．高血圧の正常血圧に対する虚血性心疾患の累積罹患率比は，30〜49歳で3.7，50〜62歳で2.9であり，高血圧の累積罹患率が正常血圧のおおよそ3〜4倍とわかる（総数では年齢の交絡のために5.4倍）．交絡因子でいくつかの層に分ければ，その影響が小さくなり，実質的に問題でなくなる．

　層別すると，各層の対象数（とくに罹患数）が少なく，累積罹患率比が不安定になることもある．このとき「各層の累積罹患率比の真値は一定」を前提にして，層で一定の累積罹患率比を推定することが考えられる．この前提の成否は，各層で観察された累積罹患率比が一様かどうかで判断すればよく，例の程度なら成立しているとみて差し支えなかろう．逆に各層で一定とみなせないとき，層に共通の値を求める意味は不明確であり，層ごとにみる以外にない．また，各層に十分なデータ数があれば，あえて層をまとめる必要はない．例に1/5したデータを用いたのも，元データは層別解析だけで十分と思われたためである．以上の議論は，累積罹患率比を症例対照研究のオッズ比に置き換えても同様に成り立つ．

　層に共通する累積罹患率比は以下の R_M，オッズ比は S_M で推定される．

$$R_M = \frac{\sum x_{1k} \cdot n_{0k}/n_k}{\sum x_{0k} \cdot n_{1k}/n_k} \qquad S_M = \frac{\sum x_{1k}(n_{0k}-x_{0k})/n_k}{\sum x_{0k}(n_{1k}-x_{1k})/n_k}$$

ここで，記号は表53のとおりで，$\sum$ は k について和を取ることを表す．これらは，層ごとの累積罹患率比またはオッズ比の推定量をある意味で平均したものであり，この方法を **Mantel–Haenszel 推定**という．例では，年齢層に共通する，高血圧の正常血圧に対する累積罹患率比（年齢調整累積罹患率比と呼ぶ）は3.1と計算される．仮に，このデータが症例対照研究によるものとすれば，年齢調整オッズ比は3.4となる．

　次に，検定方法について説明しよう．検定では，累積罹患率比またはオッズ比

表 52. 年齢別，血圧と虚血性心疾患罹患の関係
— Framingham 研究の 1/5 データ

年　齢	要　因	虚血性心疾患罹患 あり	虚血性心疾患罹患 なし	計	累積罹患率比
30 ～ 49 歳	高血圧	4(4.1%)	94	98	3.7
	正常血圧	3(1.1)	271	274	1
	計	7	365	372	
50 ～ 62 歳	高血圧	16(15.2)	89	105	2.9
	正常血圧	3(5.3)	54	57	1
	計	19	143	162	
総数	高血圧	20(9.9)	183	203	5.4
	正常血圧	6(1.8)	325	331	1
	計	26	508	534	

（の真値）が 1 と等しいかどうかが問題となるが，両者は同値のものである．また，これは，2 つの累積罹患率に差がないかどうかとも同値であり，すべて χ^2 検定（→ 137 頁）を用いればよい．例の 30 ～ 49 歳，50 ～ 62 歳ともに累積罹患

表 53. 層 k の 2 × 2 分割表の記法

層 k		罹患 あり	罹患 なし	計
要因	あり	x_{1k}	$n_{1k} - x_{1k}$	n_{1k}
	なし	x_{0k}	$n_{0k} - x_{0k}$	n_{0k}
計		x_k	$n_k - x_k$	n_k

率比の値がかなり大きいが，いずれも有意でない．層ごとの対象数が少なく検出力が小さいとき，先と同じ前提の下で，**Mantel–Haenszel 検定**の適用が検討される．この有意水準 5 ％の棄却域は下式で表される．

$$\frac{\left(\left|\sum x_{1k} - \sum x_k \cdot n_{1k}/n_k\right| - 0.5\right)^2}{\sum x_k(n_k - x_k) \cdot n_{1k} \cdot n_{0k}/\{n_k^2(n_k-1)\}} > 3.84$$

左辺の検定統計量は，層別のそれをある意味で 1 つにまとめたもので，帰無仮説の下で自由度 1 の χ^2 分布に従う．分子の −0.5 は連続性の補正である．例では，その値は 5.50 と棄却域に入り，高血圧の正常血圧に対する累積罹患率比（またはオッズ比）は，年齢を調整しても有意に 1 より大きいと判定される．

　交絡の対処方法には対象者の制限もある．たとえば，研究の対象者を 30 ～ 49

表 54. ペア・マッチングのデータ例

		肺がん患者	
		喫煙あり	なし
対照	喫煙あり	28	10
	なし	25	12

肺がん患者と対照のペア数

表 55. ペア・マッチングのデータの記法

		症例	
		要因あり	なし
対照	要因あり	a	c
	なし	b	d

症例と対照のペア数

歳に制限する，などである．肺がん罹患に対する喫煙のように，疾病と極めて強く関連する因子については，その影響がない者（非喫煙者）を対象にしたほうが，それ以外の関連要因の検討にはよいかもしれない．また，データ解析でなく，データ収集の段階で対象者を制限すれば，研究実施の効率化につながる．

　症例対照研究では，対照群として，性，年齢などの属性が症例群のそれに類似した者を選ぶことがある．これを**マッチング**といい，研究計画段階で交絡への対処として検討される．マッチングには個体ごとにマッチングさせる個別マッチングと，集団全体の属性分布を一致させる頻度マッチングがある．表 54 は，各肺がん患者に対して性・年齢（±2 歳）がマッチした対照者 1 人を選んで 75 組のペアを作り，過去の喫煙習慣を調べた結果をまとめたものである．表 55 の記号を用いると，喫煙のオッズ比は b/c で推定される．この検定は，下式の左辺の検定統計量が帰無仮説の下で自由度 1 の χ^2 分布に従うことから，有意水準 5 ％の棄却域は以下で表される．これを **McNemar 検定**という．

$$\frac{(\,|\,b-c\,|-1)^2}{b+c} > 3.84$$

例では，オッズ比は 2.5，検定統計量の値は 5.60 と棄却域に入り，喫煙のオッズ比は有意に 1 より大きいと判定される．これらの方法は b と c（患者と対照者で喫煙の有無が異なるペア数）しか関係しないが，患者と対照者で喫煙の有無が一致したペアには，両者の関連性に関する情報が含まれていないためである．

　検討課題によっては，より多くの因子の交絡調整が求められる．図 96 は千葉調査の結果である．交通量の多い道路から 50 m 以内の沿道部と 50 m 以遠の非沿道部，交通量の少ない田園部のそれぞれに居住する，学童を 3 年間にわたって

追跡調査している．喘息様症状の新規発症率は沿道部，非沿道部，田園部の順に高い．ところで，層別解析がごく少ない因子の交絡調整に向くのに対し，ロジスティック回帰などはより多くの因子にも適用可能である（→ 152 頁）．ただし，適用にあたってその仮定を理解しておくこと，また，適用結果についてより仮定の少ない層別解析結果と比較することが大切である．両者の結果が大きく異なるとき，その吟味が求められよう．大気汚染の健康影響には変動因が少なくないが（→ 161 頁），表 56 から，重要とみられるすべての因子を考慮しても，居住地区の調整オッズ比は調整なしのそれと本質的に変わらず，有意に大きい．これより，自動車排ガスの有害性が確認された，といえよう．

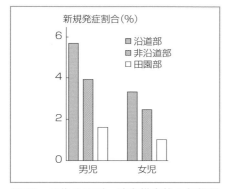

図 96. 居住地区別，喘息様症状の新規発症割合 — 千葉調査

表 56. 喘息様症状の新規発症に対する因子のオッズ比 — 千葉調査

説明変数		男児	女児
居住地区	田園部	1	1
	非沿道部	1.92*	2.44**
	沿道部	3.72*	5.97**
アレルギー性疾患の既往	なし	1	1
	あり	4.29**	5.27**
暖房器具の種類	排気型・他	1	1
	非排気型	1.34	1.69
母親の喫煙	なし	1	1
	あり	1.77	1.10

* ：$p < 0.05$，** ：$p < 0.01$．説明変数は上記以外に 7 つの因子を含む．

図 96 と表 56 の資料：田中良明ほか．主要幹線道路沿道部における大気汚染が学童の呼吸器症状に及ぼす影響．大気環境学会誌 1996；31：166-174．

▨ 演 習

表 52 の累積罹患率比を Mantel–Haenszel 法で推定・検定してみよう．

✎ コラム　反事実モデル

　因果関係の理論的な考え方について，例を通して概説する．いま，Mさんは熱があり，薬Dを飲んで熱が下がったとしよう．この観察結果から，ただちに，薬Dに解熱効果があるとはいえない．薬Dを飲まなくとも熱が下がったかもしれないからである．ここで，「Mさんは薬Dを飲んで熱が下がった」と「Mさんは薬Dを飲まず，熱が下がらなかった」の両方が観察されたとき，『Mさんに対して薬Dに解熱効果がある』という因果関係がいえる．この考え方を**反事実モデル**という．このモデルでは，事実とともに，事実に反すること（例では「Mさんは薬Dを飲まず，熱が下がらなかった」）に基づくため，個人の因果関係は観察できない．

　次に，熱のある患者の集団Kに対する薬Dの解熱効果を考えよう．たとえば，「集団Kの全員が薬Dを飲んで，70％の人で熱が下がった」と「集団Kの全員が薬Dを飲まず，30％の人で熱が下がった」の両方が観察されたとき，『集団Kに対して薬Dに解熱効果がある』といえる．また，集団Kに対する薬Dの解熱者割合の効果は40％（＝ 70 － 30 ％）となる．これには反事実が含まれることから，集団の因果関係も直接には観察できない．

　いま，集団Kにおいて，薬Dを飲む群と飲まない群に，無作為割付（→ 168頁）を行う．このとき，薬Dを飲む群の解熱者割合は，集団Kの全員が薬Dを飲んだ場合の解熱者割合を推定し，また，薬Dを飲まない群の解熱者割合は，集団Kの全員が薬Dを飲まなかった場合の解熱者割合を推定するとみてよい．そして，両群の解熱者割合の差によって，集団Kにおける薬Dの解熱について，因果関係の有無とその効果を推論することができる．

　このように，介入研究では，無作為割付によって，因果関係が推論できる．一方，観察研究（→ 165頁）では，要因の曝露群と対照群の間で疾病発生率が比較される．このとき，対照群の疾病発生率が，曝露群の全員に要因の曝露がなかった場合の疾病発生率に等しいと仮定すると，曝露群と対照群の疾病発生率の差によって，要因と疾病の間の因果関係とその効果が推論できる．この仮定は要因と疾病の間の交絡が十分に対応されている場合を指している．反事実モデルを基礎として，因果推論の理論が展開されている．

77 スクリーニング — 感度と適中度

　測定とは測ることを広く意味し，たとえば，身長を計測する，果物類の摂取頻度を調べる，胃がんの検査を行うなどである．測定の正しさは通常，再現性と妥当性で評価される．**再現性**（信頼性ともいう）は同じものを繰り返し測定したとき，測定結果が近くなることを指す．**妥当性**（有効性ともいう）は測定したいものを測定していること（検査で異常者を陽性，正常者を陰性と判定）を指す．多くの検査では異常者を誤って陰性（偽陰性），正常者を誤って陽性（偽陽性）と判定することがある（表57）．異常者における真陽性と偽陰性の確率をそれぞれ真陽性率と偽陰性率，正常者における真陰性と偽陽性の確率を真陰性率と偽陽性率という．とくに真陽性率を**感度**（敏感度ともいう），真陰性率を**特異度**という．

　疾病の有無の診断にあたって，感度が高い検査は疾病ありの見逃しが少ないので，陰性の場合にかなり確実に疾病なしと診断できる．一方，特異度が高い検査は疾病なしの間違いが少ないので，陽性の場合にかなり確実に疾病ありと診断できる．たとえば，がん生検は，がんでない人にはがん組織がないため，誤って陽性にならない（特異度が高い）．一方，がんであっても病変からがん組織を正しく採らないと，誤って陰性となる可能性がある（感度が高いわけでない）．このように検査結果の解釈では，その感度と特異度を考慮することが重要である．

　スクリーニングとは，集団の中から疾病の疑いのある者を発見することをいう．発見された陽性者は精密検査で疾病の有無が診断される．スクリーニングの実施にあたって，検査の実施が簡易，感度と特異度が高い，疾病の有病率が高い，有効な治療法がある，などが考慮される．表58は胃がんのスクリーニング検査結果である．集団Aでは感度は80.0％（= 16/20），特異度は85.0％（= 8,483/9,980）である．陽性者のうちの異常者の割合を**陽性反応適中度**，陰性者のうちの正常者の割合を**陰性反応適中度**という．それぞれ1.1％と99.95％と計算される．感度と特異度が検査自体の有効性を示すのに対し，適中度は対象集団での異常者の割合（有病率）に依存し，特定の集団に検査を実施した場合の有効性を表す．集団A

表 57.　検査の判定とその誤りの関係

		異常者	正常者
検査の 判定	陽性	真陽性	偽陽性
	陰性	偽陰性	真陰性

表 58.　胃がんのスクリーニング検査

集団 A		胃がん	正常	計		集団 B		胃がん	正常	計
検査の 判定	陽性	16	1,497	1,513		検査の 判定	陽性	32	1,494	1,526
	陰性	4	8,483	8,487			陰性	8	8,466	8,474
計		20	9,980	10,000		計		40	9,960	10,000

の有病率 0.2％に対し，集団 B のそれは 0.4％である．表では，集団 B に対して同じ感度と特異度の検査が実施された場合を示している．このとき，陰性反応適中度はほとんど変わらないが，陽性反応適中度は 2.1％と 2 倍近い値になる．

状況によって確率を尤度と呼ぶことがある．2 つの尤度（確率）の比を尤度比という．疾病の有無の診断のための検査において，疾病ありと疾病なしの陽性の確率の比を**陽性尤度比**，陰性確率の比を**陰性尤度比**という．それぞれの定義から分かるように，下記の通り，感度と特異度で表すことができる．

$$陽性尤度比 = \frac{疾病ありにおける陽性の確率}{疾病なしにおける陽性の確率} = \frac{感度}{(1 - 特異度)}$$

$$陰性尤度比 = \frac{疾病ありにおける陰性の確率}{疾病なしにおける陰性の確率} = \frac{(1 - 感度)}{特異度}$$

表 58 から，陽性尤度比は 5.3，陰性尤度比は 0.2 であり，がん患者では正常者に比べて検査の陽性確率が 5.3 倍，陰性確率が 0.2 倍である．一般に，陽性尤度比が 10 以上（または 5 以上），あるいは，陰性尤度比が 0.1 未満（または 0.2 未満）を有効な検査の目安にすることがある．

連続的な検査値から，基準値（カットオフ点という）との大小によって，陽性と陰性を判定する．図 97 の左図は糖尿病の有無における血糖の食後 2 時間値の度数折れ線（→ 95 頁）である．いま，120mg/dL 以上を陽性と判定すると，糖尿病ありの度数折れ線における 120mg/dL 以上の割合が感度，糖尿病なしの度

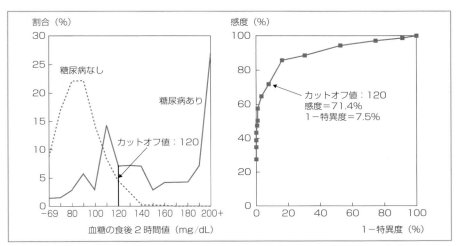

図 97. 糖尿病の有無における血糖の食後 2 時間値の分布と ROC 曲線
資料：U.S. Public Health Service. Diabetes program guide. PHS Publication No. 506, 1960.

数折れ線における 120mg/dL 未満の割合が特異度である．カットオフ点を左に移動して，110mg/dL 以上を陽性にすると，感度が大きく，一方，特異度が小さくなる．逆に右に移動すると感度が小さく，特異度が大きくなる．一方を上昇させると他方が低下するとき，両者はトレードオフの関係という．感度と特異度ともに高いことが理想的だが，一般に，両者はトレードオフの関係にある．

　カットオフ点を定めるため，ROC 曲線が用いられる．横軸を 1 −特異度，縦軸を感度とする座標の上に，カットオフ点の変化に伴うそれぞれの値に応じて点を打ち，線で結ぶと ROC 曲線（正確には折れ線）が画かれる．図 97 の右図は左図データの ROC 曲線である．カットオフ点としては ROC 曲線の左上角（1 −特異度が 0％，感度が 100％）に近いものが望ましい．疾病の特性に応じ，感度と特異度のいずれかを重視し，たとえば疾病の見逃しを避けるため，感度を高く選ぶことがある．

演習
表 58 の集団Ａと集団Ｂの感度，特異度，適中度を計算してみよう．

コラム　社会疫学と政策疫学

　疫学の対象が大きく拡大されつつあり，それに伴って，様々な研究分野が開発・展開されてきている．対象の疾患によって感染症疫学（→ 185 頁），がん疫学，循環器疾患疫学など，対象とする要因によって栄養疫学，運動疫学，環境疫学，薬剤疫学などである．それ以外にも，臨床疫学（→ 188 頁），災害疫学，理論疫学，遺伝疫学，分子疫学などがある．分子疫学はゲノム疫学ともいい，ヒトの遺伝子配列の解明に伴い大きく発展しつつある．それぞれの分野によって，研究の対象や方法に違いがあるが，最終目標として，疾病予防や健康増進を目指すことに変わりはない．ゲノム疫学では疾病の原因遺伝子が除去できないにしても，環境要因との交互作用の制御を通して罹患の抑制が期待できよう．

　社会疫学とは，健康状態に対する社会構造や社会的要因の役割を研究する疫学の一分野である．生活習慣病の疫学などが個人レベルの要因を主な検討対象とするのに対し，健康の社会的決定要因として社会，経済，文化などの集団レベルの要因も取り上げる．そして，個人要因と集団要因のそれぞれとその相互作用について，健康への影響が多重レベル解析などを用いて分析される．**健康格差**とは所得や職業などの社会経済状況の違いによって，健康状態が異なることをいう．たとえば，社会職業階層によって死亡率が大きく異なることが知られている．現在，健康格差の縮小に向けて社会疫学の発展が期待されている．ソーシャルキャピタルとは，社会における人と人の間の信頼関係や結びつきを指し，最近，その重要性が強調されている．

　政策疫学とは，健康政策の立案や評価を行うための疫学の一分野をいう．政策とは課題を解決していく意思決定の過程や方法を指し，健康関連課題に対する政策を健康政策という．とくに，入手可能な範囲で最も信頼できる根拠を把握した上で，その根拠を有効に活用することが重要と指摘されている．2013 ～ 2023 年度における健康増進対策計画として，「21 世紀における第二次国民健康づくり運動（**健康日本 21（第二次）**）」が実施・評価され，現在，次期の計画の策定が進められている．この計画の目標や評価において，疫学研究の成果が重要な役割を果たしている．

78 感染症疫学 ― 感染性と再生産数

　感染症予防のために，疫学的方法が広く利用されている．いま，アウトブレイク（比較的限定された疾病の集団発生）が疑われたとしよう．このようなとき，まず，記述疫学を行う．症例の定義を「S市の花火大会（7月26日）に参加し，7月26日〜8月16日に腹痛，下痢，血便のいずれかを呈した者」（→浅沼貴文ほか．IASR, 2015）のように時間，場所と症状で具体的に定める．発病者の情報を収集し，時間的推移，空間的分布，発病者の特性を記述する（→162頁）．横軸に時間（発病日など），縦軸に発病者数をプロットし，流行曲線を描くことが多い．次に，分析疫学に進む．発病者の検体を採取・検査して病因を，質問票を用いて環境要因を調べる．腸管出血性大腸菌などの食中毒であれば，症例対照研究（→166頁）によって飲食物の喫食調査を行い，感染経路を探索・検証する．最後に，再発の予防対策を検討する．

　感染症に独特な疫学的方法もある．病原体が宿主に侵入し，発育または増殖することを感染という．病原体の曝露によって感染し得る状態を**感受性**，感受性のある者を感受性者という．感染者に臨床症状や健康障害が生ずることを発病というが，発病しない状態（**不顕性感染**）もある．その後，治癒して免疫を獲得したり，あるいは，死に至ることもある．病原体の特性として，感染させる強さを感染力，発病させる強さを病原性，発病者に対する障害の強さを毒力という．曝露を受けた感受性者における発病者の割合を**発病率**，発病者における死亡者の割合を致命率（→41頁）といい，それぞれ病原性と毒力の指標である．

　麻しんやインフルエンザなどの感染症は人から人へ感染する．集団にはじめて入った感染者を一次感染者，一次感染者から感染した者を二次感染者，同様に，三次感染者，四次感染者などという．これを感染の世代と呼ぶ．図98は人から人への感染の模式図である．一次感染者が①，二次感染者が②，三次感染者が③と④である．図99に感染と発病に係わる期間を示す．感染から発病までの期間を**潜伏期間**，感染から感染性を有するまでの期間を潜伏感染期，感染性を有する

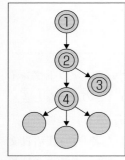

図 98. 人から人への
感染の模式図

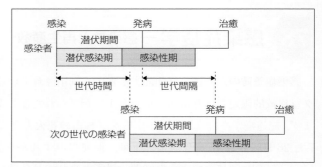

図 99. 感染者と次の世代の感染者における
感染と発病に係わる期間

期間を感染性期という．世代間の感染の時間間隔を世代時間，発病の時間間隔を
世代間隔という．麻しんでは，感染から発疹出現までの潜伏期間が約 14 日に対し，
感染性期は発疹の出現の 4 日前から出現後 5 日までとされている．感染の予防に
は感染性期の明確化が最も重要である．一般に，発病前の感染性期のはじまりを
特定することは難しいが，たとえば，世代間隔が潜伏期間よりも 2 日短ければ，
感染性期が発病 2 日前からはじまると推測される．

　再生産数とは，集団において感染者 1 人から生み出される，次の世代の感染者
数を指す．1 を上回ると流行が拡大し，1 を下回ると縮小する．集団に感染者が
はじめて入り，接触者すべてが感受性者の場合，基本再生産数（R_0）といい，感
染力の指標である．図 98 の症例①～④から，$R_0 = (1 + 2 + 0 + 3)/4 = 1.5$ 人
と計算される．再生産数は，接触 1 回当たり感染確率，単位時間当たり接触回数，
感染性期の時間数の積に分解される．たとえば，基本再生産数が 3 の感染症にお
いて，活動制限で接触回数が 0.3 倍に低下し，他の条件が変わらないとき，再生
産数 = 3 × 0.3 = 0.9 となり，流行が縮小に向かうと期待される．ワクチンによっ
て集団の 70％が免疫を獲得すると，接触 1 回当たり感染確率は感受性者の減少
により 0.3 倍に低下し，同様となる．集団が感染症の流行を予防できるほど，免
疫の保有割合が高い状態を**集団免疫**という．麻しんでは，基本再生産数が 15 程
度といわれており，免疫保有割合が 94％以上になると，再生産数は 1 を下回る．

コラム　新型コロナウイルス感染症と疫学研究デザイン

　新型コロナウイルス感染症（COVID-19）の流行予防に向けて，サーベイランスに基づく流行状況の評価，感染と発病に係わる指標の推定とともに，ワクチンの有効性評価に疫学的方法が利用されている．この場合，RCT（→ 188頁）が標準的研究デザインである．約 4 万人をワクチン群とプラセボ群に無作為割付し，一定期間の発病状況が追跡され，下表の通り発病予防への高い有効率が示された（→ 172 頁）（Polack FP, et al. N Engl J Med, 2020）.

	観察人年 （人年）	罹患数 （人）	罹患率 （100 人年対）	有効率 （％）
ワクチン群	2,214	8	0.36	95
プラセボ群	2,222	162	7.29	－

　有効性は理想的状況での効能と実際的状況での効果に区別される．ワクチンの効果を評価するため，大規模な後向きコホート研究（→ 167 頁）が実施された．データベースに基づき，過去の一定期間でのワクチン接種者と未接種者（合計約 120 万人）の間で，現在までの診療状況による発病率が比較され，発病予防への高い効果が示された（Dagan N, et al. N Engl J Med, 2021）.

　感染予防（発病予防でない）の有効性を評価するため，前向きコホート研究が実施された．ワクチン接種群（約 3,200 人）と未接種群（約 800 人）において，週 1 回の検査で感染（不顕性感染を含む）の有無を追跡し，その有効性が検討された（Thompson MG, et al. N Engl J Med, 2021）.

　ワクチンの開発時とは異なる株（デルタ株）に対する有効性評価のため，症例対照研究（→ 166 頁）が適用された．COVID-19 様の症状（発熱など）を有し，検査を受けた者の中で，デルタ株の陽性者を症例，陰性者を対照とし，過去のワクチン接種歴が比較され，その有効性が示された（Lopez Bernal L, et al. N Engl J Med, 2021）.

　以上のように，データ収集の制約と時間的な制限から，最適と思われる疫学研究デザインが選択・利用されている．各研究には課題があるものの，評価結果はワクチンによる予防対策の推進に大いに寄与したといえよう．

79 臨床疫学 — EBM とメタ分析

　臨床医学へ疫学的方法を適用する分野を**臨床疫学**という．まず，治療効果の評価への適用を考えよう．一般に，治療効果は患者の重症度などで大きく異なることから，その評価では，無作為割付を用いた臨床試験（無作為化臨床試験（**RCT**）という）が基礎となる．結核患者に対するストレプトマイシンの臨床試験（→ 169 頁）がその例である．同一の治療法の評価に対して，複数の比較的小規模な研究が実施されているとき，これらの研究の評価結果を総合して，結論を導くことが求められる．**システマティック・レビュー**はその方法であり，①テーマの定式化，②情報の検索，③情報の**批判的吟味**，④情報の要約，⑤結論の導出という一連の手続きからなる．①としては，たとえば，心筋梗塞発病後の患者に対し，治療をβ遮断薬の長期使用，比較対照をプラセボとし，その効果を生存・死亡で評価する，などである．②は主に論文の検索・収集で，PubMed などの文献データベースの検索ツールが利用できる．③は収集した論文の評価・選定である．評価では，研究デザイン（RCT か否かなど），診断基準，効果の測定法などの研究方法が鍵となる．④は選定した論文の結果の総括である．結果の指標値が全体的に類似していれば，要約指標値の算定が検討される．この方法を**メタ分析**（メタアナリシス）という．⑤は様々な側面からの議論を通して，結論を導くことをいう．

　図 100 はβ遮断薬の評価結果のメタ分析である．15 研究のオッズ比と 95 ％信頼区間を■と線分で表し，■の大きさは標本サイズ（正確には要約時の重み）に比例する．対数目盛では 1（関連なし）を中心に 1/2 と 2 などは等距離にある．これは，要因の曝露なしと曝露ありを入れ替えると，オッズ比の 1/2 が 2 に，逆に 2 が 1/2 となり，両者の関連の強さが同じためである．図では，ほとんどのオッズ比は 95 ％信頼区間が 1 を含むが（有意でない），全体的に 1 より小さく類似している．最下段の◇は Mantel-Haenszel 推定（→ 176 頁）で要約した結果である．要約したオッズ比は 0.77，95 ％信頼区間が 0.69 ～ 0.86 と精度が高い．基礎医学的な研究結果をさらに参照・議論する必要もあろうが，この結果からみれば，β

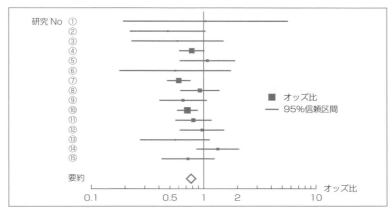

図 100.　心筋梗塞発病後の β 遮断薬の長期投与による死亡低下のメタ分析
資料：Yusuf S, et al. Beta blockade during and after myocardial infarction：An overview of the randomized trials. Prog Cardiovasc Dis 1985；27：335‐371.

遮断薬の長期使用は死亡リスクを 20 ％余り低下させる，との結論となろう．

　一般に，新治療法が従来法よりも有意に優れているという評価結果が得られた研究は，そうでない研究よりも論文に公表されやすい．このような傾向を**出版バイアス**といい，システマティック・レビューの重大なバイアスの原因となり得る．この対策として，医薬品などの RCT には世界的な登録制度が整備され，その事前の登録が主要な臨床医学雑誌で掲載の要件になっている．

　次に，治療への適用を考えよう．根拠に基づく医療（**EBM**）とは，入手可能な最も信頼できる根拠（エビデンス）を把握した上で，患者の臨床状況と価値観をも配慮した医療を行うための行動指針をいう．これは目前の患者に対して，①問題の定式化，②情報の検索，③情報の批判的吟味，④患者への適用性の判断，⑤事後評価という一連の手続きからなる．①としては，前述の例のように，P（患者），I（介入），C（比較），O（アウトカム）の PICO ごとに具体化・明確化する．②と③はシステマティック・レビューと同様であるが，論文以外の情報源（治療のガイドラインなど）も対象となる．エビデンスとしては人を対象にアウトカムを評価した研究成果に限られ，また，その強さとしてはメタ分析，RCT，非無作為化比較試験，観察研究，専門家の意見の順に重視される．**アウトカム**は治療

表 59. 乳がんの事後確率の計算

		乳がん	正常	合計
マンモグラフィー	陽性	28.0 (96.6 %)	1.0	29.0 (100)
	陰性	10.0 (14.1 %)	61.0	71.0 (100)
合計		38.0	62.0	100.0

マンモグラフィーの感度 73.7 %と特異度 98.4 %，乳がんの事前確率 38 %と仮定する．
資料：Shapiro S, et al. Periodic Screening for Breast Cancer：The Health Insurance Plan Project and Its Sequelae, 1963-1986. Johns Hopkins University Press, 1988.

の帰結を指し，がんの治療では生死などに当たる．④は得られた情報が目前の患者へ適用可能かどうかを判断することであり，最も本質的な部分であろう．

　最後に，診断への適用を考えよう．診断とは患者の面接・診察・検査の結果などから疾病の候補を絞り込み，確定させていく過程といえる．これは，患者の疾病の確率が検査を通して変化していく，とモデル化できる．検査前後の確率を**事前確率**と**事後確率**といい，事後確率の大きさに従って診断を確定すると想定する．ここで，患者の疾病の確率は主観的な確信の度合を指す．普通の確率（→ 114 頁）と異なる概念であり，**主観確率**という．主観確率に基づく統計学（ベイズ統計学という）が様々な分野に応用されている．

　事後確率の計算方法を表 59 に示す．いま，A さんは 54 歳女性で，2 か月前から左乳房腫瘤に気づき来院し，視触診で左乳房上外側に境界不明瞭で可動性良好な硬い腫瘤を認めたとしよう．マンモグラフィー（乳房エックス線撮影）を実施し，異常（陽性）がみつかった．マンモグラフィーによる乳がんの感度と特異度を他の資料から得るとともに，A さんの事前確率を年齢と症状から経験的に 38 %と仮定した．2 × 2 分割表の記号（表 35 → 138 頁）を用いると，全体の合計人数 n を 100 人（100.0）とおき，事前確率から乳がん合計 $n_{.1}$ を 38 人，正常合計 $n_{.0}$ を 62 人とする．乳がんの陽性 n_{11} は合計人数と感度の積 38.0 × 0.737 = 28.0 人，正常の陰性 n_{00} は合計人数と特異度の積 62.0 × 0.984 = 61.0 人となる．表の残りのセルを計算する．そして，陽性の乳がん事後確率 $n_{11}/n_{.1}$ は 28.0/29.0 = 96.6 %，陰性のそれ $n_{01}/n_{.0}$ は 14.1 %となる．陽性の A さんは乳がんの診断の確実性が高い（陰性では診断が明確でない）．以上の計算方法はスクリーニング（→ 181 頁）のそれに対応し，事前確率が有病率，事後確率が適中度にあたる．

コラム　ITT 解析

・・

　RCT（→ 188 頁）は研究計画書（プロトコール）に従い実施されるが，臨床の場では，その違反を完全には避けられないといわれる．プロトコール遵守者に対象を限定する解析法を，プロトコール重視の解析（PP 解析または PC 解析）という．いま，薬剤 D とプラセボの 2 群に無作為割付し，表 60 のデータが得られたとする．有効割合の群間差（表の欄外）は PP 解析で 5.6 ％となり，薬剤 D がプラセボと比べ有効な傾向である．一方，全員（プロトコール違反を含む）を対象に，割付した群間で比較する解析法を，割付重視の解析（**ITT 解析**）という．有効割合の差は ITT 解析で 0.0 ％となり，薬剤 D が有効でない傾向である．たとえば，薬剤 D 群であっても，服用なしの患者（服薬違反）には薬剤 D が作用せず，その効果もない．一見，服薬違反を薬剤 D 群に含めない PP 解析のほうが自然とも思える．いま，服薬違反の理由が効果なしとしよう．このとき，PP 解析（服薬違反を除く）による結果は必ずしも薬剤の効果を表さない．それに対し，ITT 解析（全員を含む）で薬剤 D 群の効果ありの患者割合が大きければ，有効な傾向と判断できる．一方，服薬違反の理由が副作用であればどうであろうか．ITT 解析の結果は，実際の臨床の場で，薬剤 D が使用された場合の効果を表す，とみることができる．RCT では ITT 解析が標準的である．

表 60. 薬剤の有効性評価の RCT におけるデータ解析：仮想データ

群	服薬法	効果あり	効果なし	計
薬剤 D 群	遵守	175(25.0 %)	525	700(100)
	違反	15(5.0 %)	285	300(100)
	計	190(19.0 %)	810	1,000(100)
プラセボ群	遵守	188(19.4 %)	782	970(100)
	違反	2(6.7 %)	28	30(100)
	計	190(19.0 %)	810	1,000(100)

薬剤 D 群とプラセボ群における有効割合（効果ありの割合）の差
　PP 解析（服薬法の遵守より）：25.0 − 19.4 ＝ 5.6 ％
　ITT 解析（服薬法の計より）　：19.0 − 19.0 ＝ 0.0 ％

80 量反応関係 ― 整合性のある関連

　様々な外部からの刺激に対して反応するのは，生体の特徴の一つである．いま，刺激に対する反応の大きさが量的に観察できるとしよう．このとき，刺激の強さを次第に増大させるとき反応量の上昇がみられるならば，両者の間に**量反応関係**（または用量反応関係）が成り立つ，という．刺激に対して，単に反応の有無が観察される場合（質的な反応）もある．生体群について刺激を与え，その強さを増していくとき，反応する個体数の増加がみられるならば，これも量反応関係と呼ぶ．通常，取り上げられる量反応関係は後者のことが多い．量反応関係は，薬学，毒性学，生理学などにおいて，化学的あるいは物理的刺激と生体反応の関係を表す重要な基本的概念である．

　実験の場において刺激と生体反応の量反応関係を調べる場合は，実験動物などの対象を3つ以上の群に分け，それぞれに異なる水準の刺激を与えて反応率をみる．次に，横軸に刺激量，縦軸に反応率をとり，画いた曲線が単調に増大するかどうか調べて量反応関係の存在を確認する．この曲線を**量反応曲線**という．また，曲線の傾き，反応率の50％に対応する刺激量（ED_{50}という），曲線が立ち上がる限界値（閾値ともいう）などを推定する．図101は量反応曲線の例を示したものである．

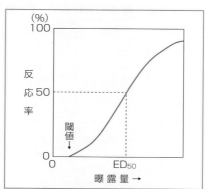

図101. 量反応曲線の例

　疫学研究の場においても，疾病の関連要因の強さを曝露量などにより，量的に表せる場合がある．このとき，曝露量の増大とともに罹患率（あるいは死亡率，有病率）の上昇が観察されるならば，これを"疫学における量反応関係"と呼ぶ．ここでも量反応曲線の傾きなどの推定が重要なことはいうまでもないが，様々な攪乱要因がかかわる野外研究においては，精度よく量反応曲線を推定することは難しい．しかし，曝露量の増大に連れて罹患率の上昇が観察されれば，両者の関連が整合性のあるものとして評価できる．疫学において量反応関係を追求する意義の一つはここにあるといえる．

　さらに概念を広げて，曝露水準が数量ではなく，順序のあるカテゴリーで表される場合についても，曝露水準の順序に従って罹患率の上昇がみられれば，これも量反応関係と呼ぶことにしよう．この場合，当然，量反応曲線の傾きは意味をもたないが，それでも要因と罹患の関連性の強固さが示される．

　図 102 の左のグラフは前述（→ 170 頁）の Doll と Hill によるコホート研究の一部で，喫煙量と肺がん罹患の量反応関係を明確に示している．もしグラフが右のようであれば，喫煙者の罹患率が非喫煙者のそれよりかなり高いとはいえ，両者の関連性を強く主張することは難しくなるだろう．

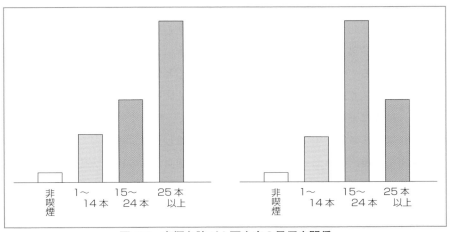

図 102.　喫煙と肺がん死亡率の量反応関係
　　　— 右のグラフは量反応関係が成立しない仮想的ケース

81 因果関係 — 関連性からの道筋

　科学は，観察される諸現象の原因と結果の関係，すなわち，**因果関係**を体系的に解明するものである．繰り返し試行する実験の場では，因果関係の証明が比較的容易なこともあろうが，野外観察に頼る保健統計・疫学の分野では多くの困難な問題がある．ここでは，その道筋を考えてみよう．

　まず，問題の性格を，実態科学の立場から考察しておくべきであろう．たとえば，関連性には因果的なものだけでなく，非因果的なものもある．最大血圧と最小血圧には強い相関がみられるが（→ 108 頁），これは潜在する共通因子（動脈硬化など）が両者に因果的に作用することから生ずる非因果的関連である．

　因果関係の議論にはデータが欠かせない．統計的・疫学的方法により，データが収集・整理・解析され，そこから関連性が導かれる．一般に，関連性は偶然性，交絡，偏りと因果関係により生じうる．偶然性，交絡と偏りだけで関連性が説明しきれないと考えられるとき，因果関係があるとみなされる．それゆえ，科学研究としては，いかに偏りをデータ収集の段階で減らすか，交絡と偶然性をデータ収集と解析を通していかに対処するか，が問われることになる．

　検討の手順としては，関係文献を検索，収集する．個々の文献を批判的に吟味し，それらの結果を総括する．システマティック・レビュー（→ 188 頁）を適用することもある．しかしながら，野外観察を中心とする疫学分野では，データ収集に制限が大きく，また，研究の間で対象や方法に違いが起こりやすい．それに伴って，結果に不確実性や不一致性が生じやすく，解釈や結論の導出は容易でない．これは，まさに，疫学が対象とする課題の難しさによるものであろう．

　因果関係の導出にあたっては，さらに様々な側面からの検討が必要である．米国公衆衛生局長諮問委員会は，1964 年，喫煙の健康影響に関して，下記の 5 判断基準を用いて検討を行っている．

①**関連の一致性**（普遍性）：仮説的な原因と結果との関連が，異なる対象や時期で普遍的に観察されること．喫煙と肺がん罹患の関連は人種，性，職種，

年代によらず，数多くの報告がある．注意すべきは，関連のみられない研究結果があろうとも，ただちに一致性の否定に繋がらないことである．不適切な研究計画からは，関連の成立しない結果がいくらでも生じうるからである．

②**関連の強固性**：相対危険度などの大きさで表される．大量喫煙者の肺がん罹患率は非喫煙者のそれの 10 倍も高く，喫煙量の増加とともに上昇する（量反応関係→ 192 頁）．しかし，強固性が認められないからといって，因果関係を否定するわけにはいかない．このような問題は公衆衛生には少なくない．

③**関連の時間的関係**（時間性）：原因が結果に先行することは因果関係の必要条件である．しかし，横断観察や症例対照観察ではこの点が必ずしも明確でないこともあって，実際の因果論で問題になることもある．

④**関連の特異性**：仮説的な原因と結果が 1 対 1 に対応すること．ある疾病がただ一つの原因で起こる場合で，感染症の多くがその例である．厳密に 1 対 1 でなくても，サリドマイドとアザラシ奇形（→ 171 頁）やアスベストと中皮腫の関係はそれに極めて近い．一方，非喫煙者でも肺がんに罹患するから，喫煙と肺がん罹患の関係は非特異的である．大気汚染と喘息罹患も同様である．非特異的疾患の因果論立証が困難なことは明らかであろう．

⑤**関連の整合性**：観察された関連が科学的知識からも論理的にも解釈ができること．因果関係のメカニズムが既知の知見から合理的に説明できることが重要である．動物実験に基づく知見や医学・生物学の学問体系に矛盾しないことは基本的である．整合性がなければ新たな知見として学問体系に繰り入れることができないが，一方，整合性にこだわり過ぎれば，新発見を見逃すことになる．とくに公害問題は未経験のものが多く，因果関係の認定が遅れることのないようにすべきである．

Austin Bradford Hill は，1965 年，職業病の因果論に関して関連性の“9 視点”を発表した．①時間的関係，②強固性，③生物的勾配，④一貫性，⑤特異性，⑥実験，⑦整合性，⑧生物学的もっともらしさ，⑨類推である．この内容は 5 判断基準と本質的に変わらない．ただ，“視点”という用語を用い，これらが必要条件でも十分条件でもないことを強調した点に注目すべきであろう．

82 疾病対策と評価 ─ 疫学の目標

　疾病対策の基本的な考え方を整理しておこう．かつて流行病といえば，ペスト
やコレラなど急性感染症が人類最大の脅威であった．感染症対策は罹患の3要素
（→ 158頁）に沿って，まず病因を特定し，病原微生物の所在と病原巣をつきと
めて消毒する．病原巣が人や家畜であれば隔離する．次に感染経路を絶つため，
媒介昆虫の駆除，水道など環境設備の改善，衛生観念の普及を進める．さらに宿
主要因として，ワクチンを開発し，予防接種で集団に免疫性を付与する．一方，
病因が特定され感染経路が解明されても対策が難しいことがある．代表例はエイ
ズで，潜伏期が長く（約10年），感染者は長期にわたって感染源になる．感染経
路も輸血や母子感染には対策が講じられるが，性行動は衛生教育によるところが
大きい．ウイルスは変異性に富み，有効なワクチンがいまだ開発されていない．
罹患の3要素のいずれの面も対策が難しく，世界的な蔓延に至っている．

　現在，悪性新生物をはじめ，心疾患，脳血管疾患，糖尿病などの**生活習慣病**の
予防が重視されている．疾病の発生を防ぐことを**一次予防**といい，喫煙，食生活，
運動などの生活習慣の改善を中心とし，罹患率の低下を目指す．疾病の進展を防
ぐことを**二次予防**といい，早期発見・早期治療を基本とし，死亡率の低下を目指
す．さらに，疾病が進行した患者に対して，疾病の悪化や再発を防ぎ，リハビリ
により社会復帰を促進することを**三次予防**という．これら対策の実施にあたって，
Plan（計画）→ Do（実施）→ Check（評価）→ Act（改善）→ Plan（計画）に
戻るという一連の過程（**PDCA サイクル**）が基礎とされている．

　疾病対策の評価について，感染症には議論の余地が大きくないが，生活習慣病
などでは難しい問題が少なくない．たとえば，わが国の脳血管疾患年齢調整死亡
率は，1960 〜 2010年の50年間に約1/8に低下した．関係する対策として，食
生活（動物性蛋白質の摂取増加と食塩摂取の減少），労働（過重な労働の軽減），
住居（寒冷地の暖房設備改善），医療（医療施設の拡充，医療保険制度の普及），
医療技術（新薬の開発，診断技術の進歩），交通網（医療施設へのアクセス），保

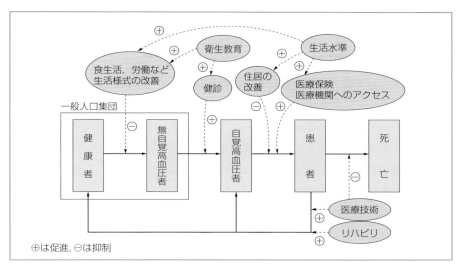

図 103. 脳血管疾患の罹患から予後への流れと各種要因の係わり

健活動（集団健診や訪問指導の推進）などが挙げられる．これらは互いに密接に関連し，それぞれの貢献度を評価することは難しい．

　システム分析とは様々な要素が複雑に絡んだ問題を分析するため，目標の設定，要素間の関係の明示，対策の基準の明確化，代替案の体系的比較，最良案の選択と続く意思決定過程をいう．図 103 は健康者が高血圧から脳血管疾患となり，医療機関で治療やリハビリを受ける状況をシステム・モデル（→ 20 頁）に表したものである．状態間の推移確率を与え，対策パラメーターを取り替え，シミュレーションを行うこともできる．対策の費用（集団健診，保健活動，医療費，新薬の開発など）を算定し，効果を比較することを，**費用・効果分析**という．効果を金額に換算して対策費用と比較する．これを**費用・便益分析**というが，人命の金額への換算に抵抗を感じる向きも少なくない．システム分析は明解な答えを与えるというより，問題点の所在を示すのに有用であろう．

　環境汚染に起因する疾病の対策について議論しよう．たとえば，水俣病は「チッソ」の工場から排出された水銀により，イタイイタイ病は神岡鉱山の廃鉱から神通川に流出したカドミウムにより引き起こされた．いずれも特定の地域に限局し

た特異性の高い疾病であるにもかかわらず，因果関係の立証や認定に時間を要し，対策の遅れが悲惨な結果を拡大したと指摘される．一方，大気汚染が係わる慢性閉塞性肺疾患では，因果関係の議論に極めて厄介な問題がある．非特異的な影響のため他要因の影響と区別が難しく，慢性影響のため観察は長期にわたらざるを得ない．また，主な排出源は自動車であり，道路網の発達で汚染地域が拡大され，その影響の解明を一層困難にしている．そのような中で，様々な疫学研究に基づき実態科学の視点から因果関係が明確にされてきたと思う．しかしながら，そこに全く議論の余地がないとまではいえない．因果関係を科学的に完全に証明することの重要性について異論はないが，不明確な点を残したまま，一定の判断を下し，それに基づいて疾病対策を開始することが必要な場合もあろう．

　最後に，国境を越えた地域，大陸，地球全体に係わる疾病に触れておこう．地球温暖化による熱帯病，オゾン層の破壊による皮膚がん，国境を越える大気汚染被害，新型コロナウイルス感染症や未知の感染症などに対して，国際協力なくして対応は不可能である．これらの疾病の対策では，それぞれの問題に応じ，広い視野，確かな目と判断力をもって対処しうる能力が求められることになろう．

✐ コラム　環境問題と疫学

　環境問題において疫学の果たす役割は極めて大きい．とくに，人体に対する慢性的影響を究明するアプローチは，疫学研究をおいて他にない．疫学研究は野外調査が主であり，そのデータには各種の変動が含まれているため，これに統計手法を機械的に適用して表面的な解釈を与えることは問題であるが，変動を理由に一切を否定する態度にも同意できない．また，Hill の9項目は，因果関係を判定するためのチェック・リストではなく，実態に迫るための視点を示すものと考えるべきであろう．そして，重要なものは見逃しに対する評価である．この判断は問題に対処する立場に大きく依存するものである．

（引用：福富和夫．疫学と統計—因果関係論に関する考察—．公害研究　1985：14：29-36.）

付

付表 1. 保健統計一覧

A. 業務統計

(すべて全数調査)

	データの収集	主な内容
人口動態調査	市区町村に提出される出生・死亡・死産・婚姻・離婚の届	都道府県別・月別の出生数, 死因別の死亡数, 死亡率
食中毒統計調査	食中毒を発見した医師が保健所に報告	原因別・月別食中毒の事件数, 患者数, 死者数
医師・歯科医師・薬剤師統計	医師・歯科医師・薬剤師からの届出. 2年に1回	施設・性・年齢別の医師数, 歯科医師数, 薬剤師数
社会医療診療行為別統計	レセプト調査. 2015年度からNDB利用, 名称変更	受診率, 入院日数, 診療行為件数, 医療費
介護給付費等実態統計	介護レセプト調査. 2018年度から介護DB利用, 名称変更	毎月の受給者数, 受給者1人当たり費用額
地域保健・健康増進事業報告	保健所と市区町村が実施した保健事業を集計	市町村・保健所別の保健師訪問回数, 健康教育開催数, がん検診受診者数
衛生行政報告例	衛生行政関係の業務を集計	精神障害者措置入院患者数, 就業保健師数, 人工妊娠中絶件数
病院報告	病院（療養病床を有する診療所を含む）が毎月報告	在院患者延数, 平均在院日数, 病床利用率

B. 調査統計

	データの収集	主な内容
国勢調査	全数調査. 5年ごとに実施, 10年ごとに調査項目数の多い大規模調査	市区町村別の性・年齢別人口と世帯数, 職業別人口, 収入
患者調査	医療機関の標本調査. 1日入院・外来と1月退院患者を調査. 3年に1回	傷病別患者数と受療率, 退院患者平均在院日数
国民生活基礎調査	世帯の標本調査. 3年に1回大規模, 世帯・健康・介護・所得・貯蓄票を使用	有訴者率, 通院者率, 日常生活への影響の有無
国民健康・栄養調査	世帯の標本調査. 毎年実施. 栄養摂取・身体状況・生活習慣を調査	栄養摂取量, BMI, 血圧, 総コレステロール, 外食回数
歯科疾患実態調査	世帯の標本調査. 5・6年ごとに実施. 歯科口腔状況を調査	現在歯数, う蝕の状況, 歯肉の状況
医療施設調査	医療機関の全数調査. 3年ごとに静態調査, 毎年の動態調査	施設数, 病床数, 診療科目, 設備, 診療状況

受療行動調査	医療機関の患者の標本調査. 患者調査と同じ年に実施	受診理由, 医師の説明と満足度
医療給付実態調査	すべてのレセプトを調査	受診率, 1件当たり受診日数, 1日当たり医療費
学校保健統計調査	幼稚園・小・中・高校より園児・児童・生徒の身体検査票を抽出し集計	身体計測値, 視力, 疾病の被患率
体力・運動能力調査	小〜大学の児童・生徒・学生と成年・高齢者を抽出し体力テストを実施	握力, 反復横とび, 50m走, 上体起こし, 立ち幅とび
全国在宅障害児・者等実態調査	在宅の障害児・者の標本調査. 別称「生活のしづらさなどに関する調査」	在宅の障害者手帳所持者数（身体・療育・精神障害）
社会福祉施設等調査	社会福祉施設を対象とする全数調査	施設数, 在所者数, 従事者数
介護サービス施設・事業所調査	介護保険の関連施設・事業所が対象. 全数調査と標本調査を併用	介護保険施設数, 介護サービスの状況
21世紀出生児縦断調査	2001年出生児を抽出, 同対象に毎年調査. 2010年同様に抽出・調査.	家族の状況, 子どもの生活の状況の実態と経年推移
21世紀成年者縦断調査	2002年20〜34歳の男女を抽出, 同対象に毎年調査. 2012年同様に抽出・調査	結婚, 出産, 就業の実態と経年推移
中高年者縦断調査	2005年50〜59歳の男女を抽出, 同対象に毎年調査	健康, 就業, 社会活動の実態と経年推移

C. 加工統計

	データの収集	主な内容
人口推計	国勢調査の人口を基に, 死亡等の情報を利用	毎年・毎月の人口
生命表	他の統計調査の人口・死亡等の情報を利用	平均寿命, 平均余命
国民医療費	行政報告書等の医療給付情報を利用	国民医療費, 対国民所得比, 傷病分類別診療医療費

D. モニタリングの情報

	データの収集	主な内容
感染症発生動向調査	医師が保健所に報告. 5類定点対象疾患は指定医療機関から毎週報告	1〜5類感染症の罹患数, 週別の定点当たり報告数
一般環境大気測定局測定結果報告	環境大気測定局で常時計測されている結果の集約	大気汚染物質の測定時間, 年平均値, 月平均値

付表 2. 国際疾病分類 (ICD)

第 10 回修正 (2013 年版) の死因分類表

分類番号	分　類　名	分類番号	分　類　名
01000	**感染症及び寄生虫症**	02119	白血病
01100	腸管感染症	02120	その他のリンパ組織，造血
01200	結核		組織及び関連組織の悪性新生物
01201	呼吸器結核	02121	その他の悪性新生物
01202	その他の結核	02200	その他の新生物
01300	敗血症	02201	中枢神経系のその他の新生物
01400	ウイルス性肝炎	02202	中枢神経系を除くその他の
01401	B 型ウイルス性肝炎		新生物
01402	C 型ウイルス性肝炎	03000	**血液及び造血器の疾患並びに免疫**
01403	その他のウイルス性肝炎		**機構の障害**
01500	ヒト免疫不全ウイルス [HIV] 病	03100	貧血
01600	その他の感染症及び寄生虫症	03200	その他の血液及び造血器の疾患
02000	**新生物**		並びに免疫機構の障害
02100	悪性新生物	04000	**内分泌，栄養及び代謝疾患**
02101	口唇，口腔及び咽頭の悪性新生物	04100	糖尿病
02102	食道の悪性新生物	04200	その他の内分泌，栄養及び代謝
02103	胃の悪性新生物		疾患
02104	結腸の悪性新生物	05000	**精神及び行動の障害**
02105	直腸 S 状結腸移行部及び直腸	05100	血管性及び詳細不明の認知症
	の悪性新生物	05200	その他の精神及び行動の障害
02106	肝及び肝内胆管の悪性新生物	06000	**神経系の疾患**
02107	胆のう及びその他の胆道の	06100	髄膜炎
	悪性新生物	06200	脊髄性筋萎縮症及び関連症候群
02108	膵の悪性新生物	06300	パーキンソン病
02109	喉頭の悪性新生物	06400	アルツハイマー病
02110	気管，気管支及び肺の悪性	06500	その他の神経系の疾患
	新生物	07000	**眼及び付属器の疾患**
02111	皮膚の悪性新生物	08000	**耳及び乳様突起の疾患**
02112	乳房の悪性新生物	09000	**循環器系の疾患**
02113	子宮の悪性新生物	09100	高血圧性疾患
02114	卵巣の悪性新生物	09101	高血圧性心疾患及び心腎疾患
02115	前立腺の悪性新生物	09102	その他の高血圧性疾患
02116	膀胱の悪性新生物	09200	心疾患（高血圧性を除く）
02117	中枢神経系の悪性新生物	09201	慢性リウマチ性心疾患
02118	悪性リンパ腫	09202	急性心筋梗塞

分類番号	分　類　名	分類番号	分　類　名
09203	その他の虚血性心疾患	16200	出産外傷
09204	慢性非リウマチ性心内膜疾患	16300	周産期に特異的な呼吸障害及び
09205	心筋症		心血管障害
09206	不整脈及び伝導障害	16400	周産期に特異的な感染症
09207	心不全	16500	胎児及び新生児の出血性障害及
09208	その他の心疾患		び血液障害
09300	脳血管疾患	16600	その他の周産期に発生した病態
09301	くも膜下出血	17000	**先天奇形，変形及び染色体異常**
09302	脳内出血	17100	神経系の先天奇形
09303	脳梗塞	17200	循環器系の先天奇形
09304	その他の脳血管疾患	17201	心臓の先天奇形
09400	大動脈瘤及び解離	17202	その他の循環器系の先天奇形
09500	その他の循環器系の疾患	17300	消化器系の先天奇形
10000	**呼吸器系の疾患**	17400	その他の先天奇形及び変形
10100	インフルエンザ	17500	染色体異常，他に分類されない
10200	肺炎		もの
10300	急性気管支炎	18000	**症状，徴候及び異常臨床所見・異**
10400	慢性閉塞性肺疾患		**常検査所見で他に分類されないも**
10500	喘息		**の**
10600	その他の呼吸器系の疾患	18100	老衰
11000	**消化器系の疾患**	18200	乳幼児突然死症候群
11100	胃潰瘍及び十二指腸潰瘍	18300	その他の症状，徴候及び異常臨
11200	ヘルニア及び腸閉塞		床所見・異常検査所見で他に分
11300	肝疾患		類されないもの
11301	肝硬変（アルコール性を除く）	20000	**傷病及び死亡の外因**
11302	その他の肝疾患	20100	不慮の事故
11400	その他の消化器系の疾患	20101	交通事故
12000	**皮膚及び皮下組織の疾患**	20102	転倒・転落・墜落
13000	**筋骨格系及び結合組織の疾患**	20103	不慮の溺死及び溺水
14000	**腎尿路生殖器系の疾患**	20104	不慮の窒息
14100	糸球体疾患及び腎尿細管間質性	20105	煙，火及び火炎への曝露
	疾患	20106	有害物質による不慮の中毒及
14200	腎不全		び有害物質への曝露
14201	急性腎不全	20107	その他の不慮の事故
14202	慢性腎臓病	20200	自殺
14203	詳細不明の腎不全	20300	他殺
14300	その他の腎尿路生殖器系の疾患	20400	その他の外因
15000	**妊娠，分娩及び産じょく**	22000	**特殊目的用コード**
16000	**周産期に発生した病態**	22100	重症急性呼吸器症候群
16100	妊娠期間及び胎児発育に関連す		［SARS］
	る障害	22200	その他の特殊目的用コード

付表3.　感染症の分類（「感染症の予防及び感染症の患者に対する医療に関する法律」に基づく）

分　類	感染症名等	性　　格
1 類感染症	エボラ出血熱 クリミア・コンゴ出血熱 痘そう　　　　　南米出血熱 ペスト　　　　　マールブルグ病 ラッサ熱	感染力，罹患した場合の重篤性等に基づく総合的な観点からみた危険性が極めて高い感染症
2 類感染症	急性灰白髄炎　　　　結核 ジフテリア 重症急性呼吸器症候群（SARS） 鳥インフルエンザ（H5N1，H7N9） 中東呼吸器症候群（MERS）	感染力，罹患した場合の重篤性等に基づく総合的な観点からみた危険性が高い感染症
3 類感染症	コレラ 細菌性赤痢 腸管出血性大腸菌感染症 腸チフス パラチフス	感染力，罹患した場合の重篤性等に基づく総合的な観点からみた危険性が高くないが，特定の職業への就業によって感染症の集団発生を起こし得る感染症
4 類感染症	E 型肝炎　　　　　　A 型肝炎 黄熱　　　　　　　　Q 熱 狂犬病　　　　　　　炭疽 鳥インフルエンザ（H5N1，H7N9 を除く） ボツリヌス症　　　　マラリア 野兎病 その他の政令で定める感染症	動物，飲食物等の物件を介して人に感染し，国民の健康に影響を与えるおそれのある感染症（人から人への伝染はない）
5 類感染症	インフルエンザ（鳥インフルエンザ及び新型インフルエンザ等感染症を除く） ウイルス性肝炎（E 型肝炎及び A 型肝炎を除く） クリプトスポリジウム症 後天性免疫不全症候群 性器クラミジア感染症 梅毒 麻しん メチシリン耐性黄色ブドウ球菌感染症 その他の厚生労働省令で定める感染症	国が感染症発生動向調査を行い，その結果等に基づいて必要な情報を一般国民や医療関係者に提供・公開していくことによって，発生・拡大を防止すべき感染症
新型インフルエンザ等感染症	新型インフルエンザ 再興型インフルエンザ	全国的かつ急速なまん延により国民の生命・健康に重大な影響を与えるおそれがあると認められるもの
指定感染症	政令で 1 年間に限定して指定された感染症	既知の感染症の中で上記 1 〜 3 類に分類されない感染症において 1 〜 3 類に準じた対応の必要が生じた感染症
新感染症	政令で症状等の要件指定をした後に 1 類感染症と同様の扱いをする感染症	人から人に伝染すると認められる疾病であって，既知の感染症と症状等が明らかに異なり，その伝染力，罹患した場合の重篤度から判断した危険性が極めて高い感染症

2023 年 5 月 8 日現在

付表 4．職業・産業大分類，世帯の種類の分類

職業大分類

A. 管理的職業従事者
B. 専門的・技術的職業従事者
C. 事務従事者
D. 販売従事者
E. サービス職業従事者
F. 保安職業従事者
G. 農林漁業従事者
H. 生産工程従事者
I. 輸送・機械運転従事者
J. 建設・採掘従事者
K. 運搬・清掃・包装等従事者
L. 分類不能の職業

産業大分類

第一次産業
　A. 農業，林業
　B. 漁業

第二次産業
　C. 鉱業，採石業，
　　　砂利採取業
　D. 建設業
　E. 製造業

第三次産業
　F. 電気・ガス・
　　　熱供給・水道
　　　業
　G. 情報通信業

H. 運輸業，郵便業
I. 卸売業，小売業
J. 金融業，保険業
K. 不動産業，物品賃貸業
L. 学術研究，専門・技術サービス業
M. 宿泊業，飲食サービス業
N. 生活関連サービス業，娯楽業
O. 教育，学習支援業
P. 医療，福祉
Q. 複合サービス事業
R. サービス業（他に分類されないもの）
S. 公務（他に分類されるものを除く）

分類不能の産業（T）

世帯業態による分類（「人口動態統計」の分類）

A. 農家世帯………………………農業だけまたは農業とその他の仕事を持っている世帯
B. 自営業者世帯……………自由業・商工業・サービス業等を個人で経営している世帯
C. 常用勤労者世帯（Ⅰ）…企業・個人商店等（官公庁を除く）の常用勤労者世帯で勤め先の従業者数が1人から99人までの世帯
D. 常用勤労者世帯（Ⅱ）…常用勤労者世帯（Ⅰ）にあてはまらない常用勤労者世帯および会社団体の役員の世帯
E. その他の世帯……………上記以外の仕事（臨時，日雇を含む）をしている者の世帯
F. 無職の世帯………………仕事をしている者のいない世帯

世帯構造による分類（「国民生活基礎調査」の分類）

A. 住み込みまたは寄宿舎等に居住する単独世帯
B. その他の単独世帯
C. 夫婦のみの世帯
D. 夫婦と未婚の子のみの世帯
E. ひとり親と未婚の子のみの世帯
F. 三世代世帯
G. その他の世帯

世帯類型による分類（「国民生活基礎調査」の分類）

A. 高齢者世帯……………　65歳以上の者のみで構成するか，またはこれに18歳未満の未婚の者が加わった世帯
B. 母子世帯………………配偶者のいない65歳未満の女と20歳未満のその子のみで構成している世帯
C. 父子世帯………………配偶者のいない65歳未満の男と20歳未満のその子のみで構成している世帯
D. その他の世帯

付表 5.　保健指標一覧

A.　人口に関するもの

1.　自然増減率 $= \dfrac{\text{自然増減数}}{\text{人口}} \times 1{,}000$　　　　　（自然増減数＝出生数－死亡数）

2.　年少人口割合 $= \dfrac{\text{年少人口}}{\text{全人口}} \times 100$　　　　　（年少人口：0 ～ 14 歳人口）

3.　生産年齢人口割合 $= \dfrac{\text{生産年齢人口}}{\text{全人口}} \times 100$　　　（生産年齢人口：15 ～ 64 歳人口）

4.　老年人口割合 $= \dfrac{\text{老年人口}}{\text{全人口}} \times 100$　　　　　（老年人口：65 歳以上人口）

5.　従属人口割合＝年少人口割合＋老年人口割合　　　（従属人口＝年少人口＋老年人口）

6.　年少人口指数　　　　　7.　老年人口指数　　　　　8.　従属人口指数

$= \dfrac{\text{年少人口}}{\text{生産年齢人口}} \times 100$　　　$= \dfrac{\text{老年人口}}{\text{生産年齢人口}} \times 100$　　　$= \dfrac{\text{従属人口}}{\text{生産年齢人口}} \times 100$

9.　老年化指数 $= \dfrac{\text{老年人口}}{\text{年少人口}} \times 100$

B.　出生に関するもの

1.　出生率 $= \dfrac{\text{出生数}}{\text{人口}} \times 1{,}000$

2.　母の年齢別出生率 $= \dfrac{\text{特定年齢の母による出生数}}{\text{特定年齢の女子人口}} \times 1{,}000$

3.　合計特殊出生率（粗再生産率）$= \sum_{(i)} \dfrac{i \text{歳の母による出生数}}{i \text{歳の女子人口}}$　　　（$i = 15 \sim 49$）

4.　総再生産率 $= \sum_{(i)} \dfrac{i \text{歳の母による女児出生数}}{i \text{歳の女子人口}}$　　　（$i = 15 \sim 49$）

5.　純再生産率 $= \sum_{(i)} \dfrac{i \text{歳の母による女児出生数}}{i \text{歳の女子人口}} \times \dfrac{\text{女子の生命表の} i \text{歳定常人口}}{100{,}000}$（$i = 15 \sim 49$）

6.　出生性比 $= \dfrac{\text{男児出生数}}{\text{女児出生数}} \times 100$

C. 死亡・死産に関するもの

1. 死亡率 $= \dfrac{\text{死亡数}}{\text{人口}} \times 1,000$ （あるいは，$\dfrac{\text{特定期間の死亡数}}{\text{人口×期間}} \times 1,000$）

2. 年齢別死亡率 $= \dfrac{\text{特定年齢の死亡数}}{\text{特定年齢人口}} \times 1,000$

3. 死因別死亡率 $= \dfrac{\text{特定死因の死亡数}}{\text{人口}} \times 100,000$

4. 乳児死亡率 $= \dfrac{\text{乳児死亡数}}{\text{出生数}} \times 1,000$ 　　　　　　　　　（乳児死亡：生後 1 年未満の死亡）

5. 新生児死亡率 $= \dfrac{\text{新生児死亡数}}{\text{出生数}} \times 1,000$ 　　　　　　（新生児死亡：生後 4 週未満の死亡）

6. 早期新生児死亡率 $= \dfrac{\text{早期新生児死亡数}}{\text{出生数}} \times 1,000$ 　（早期新生児死亡：生後 1 週未満の死亡）

7. 周産期死亡率 $= \dfrac{\text{妊娠 22 週以後の死産数＋早期新生児死亡数}}{\text{妊娠 22 週以後の死産数＋出生数}} \times 1,000$

8. 死産率 $= \dfrac{\text{死産数}}{\text{出産数}} \times 1,000$ 　　　　9. 死産比 $= \dfrac{\text{死産数}}{\text{出生数}} \times 1,000$

10. 妊産婦死亡率 $= \dfrac{\text{妊産婦死亡数}}{\text{出産数（あるいは出生数）}} \times 100,000$

11. 後発妊産婦死亡率 $= \dfrac{\text{妊娠終了後満 42 日～ 1 年未満の産科的死因死亡数}}{\text{出産数}} \times 100,000$

12. 直接法年齢調整死亡率 $= \displaystyle\sum_{(i)} (i \text{ 年齢階級死亡率}) \times (\text{標準人口の } i \text{ 年齢階級割合}) \times 1,000$

13. 標準化死亡比（SMR）$= \dfrac{\text{全死亡数}}{\displaystyle\sum_{(i)} (i \text{ 年齢階級人口}) \times (i \text{ 年齢階級の参照死亡率})} \times 100$

14. PMI $= \dfrac{\text{50 歳以上の死亡数}}{\text{全死亡数}} \times 100$ 　　　15. PMR $= \dfrac{\text{特定死因の死亡数}}{\text{全死亡数}} \times 100$

D. 生命表に関するもの

1. x 歳死亡確率（q_x）　　　　x 歳の人が 1 年以内に死亡する確率

2. x 歳生存数（l_x）　　　　　死亡確率 q_x が与えられたとき，出生数 10 万人に対し，x 歳の生存数

3. x 歳死亡数（d_x）　　　　　x 歳の人が 1 年以内に死亡する人数　$d_x = l_x q_x$

4. x 歳定常人口（L_x）　　　　出生数及び死亡確率が定常の下での，$x \sim x+1$ 歳未満人口

5. x 歳以上の定常人口（T_x）出生数及び死亡確率が定常の下での，x 歳以上人口

6. x 歳平均余命（$\mathring{e}_x$）　　　　x 歳以上の生存者における，x 歳以後の余命の平均値　$\mathring{e}_x = T_x / l_x$

E. 傷病量に関するもの

1. 罹患率 $= \dfrac{\text{特定期間の罹患数}}{\text{人口}}$

2. 有病率 $= \dfrac{\text{ある時点の有病数}}{\text{人口}}$

3. 平均傷病日数 $= \dfrac{\text{傷病延日数}}{\text{総傷病者数}}$

4. $\dfrac{\text{受療率}}{\text{（患者調査）}} = \dfrac{\text{調査日に医療施設で受療した患者数}}{\text{人口}} \times 100{,}000$

5. $\dfrac{\text{被患率}}{\text{（学校保健統計調査）}} = \dfrac{\text{異常該当者数}}{\text{健康診断受検者数}} \times 100$

6. $\dfrac{\text{退院患者平均在院日数}}{\text{（患者調査）}} = \dfrac{\text{1か月間に退院した患者の延在院日数}}{\text{1か月間の退院患者数}}$

7. $\dfrac{\text{平均在院日数}}{\text{（病院報告）}} = \dfrac{\text{在院患者延数}}{1/2 \times (\text{新入院患者数} + \text{退院患者数})}$

8. $\dfrac{\text{平均診療間隔}}{\text{（患者調査）}} = \dfrac{\text{調査日に医療施設で受療した再来外来患者の前回診療日から調査日までの延日数}}{\text{調査日に医療施設で受療した再来外来患者数}}$

（前回診療日から調査日までの日数が 99 日以上を除く）

9. $\dfrac{\text{総患者数}}{\text{（患者調査）}} = \text{入院患者数} + \text{初診外来患者数} + \text{再来外来患者数} \times \text{平均診療間隔} \times 6/7$

（患者は調査日に医療施設で受療した者）

F. 医療・保健に関するもの

1. 人口当たり病床数 $= \dfrac{\text{病床数}}{\text{人口}} \times 100{,}000$ 　（病院数，診療所数，歯科診療所数などについても同じ）

2. 人口当たり医師数 $= \dfrac{\text{医師数}}{\text{人口}} \times 100{,}000$ 　（歯科医師数，薬剤師数，看護師数，保健師数，助産師数などについても同じ）

3. 病床利用率 $= \dfrac{\text{在院患者延数}}{\text{病床数} \times \text{期間}} \times 100$

4. 受診率（レセプトの調査） $= \dfrac{\text{1か月間のレセプト発行数}}{\text{保険の加入者数}} \times 100$

5. $\dfrac{\text{1件当たり受診日数}}{\text{（レセプトの調査）}} = \dfrac{\text{1か月間のレセプトの延診療実日数}}{\text{1か月間のレセプト発行数}}$

6. $\dfrac{\text{1日当たり医療費}}{\text{（レセプトの調査）}} = \dfrac{\text{1か月間のレセプトの延医療費}}{\text{1か月間のレセプトの延診療実日数}}$

7. 水道普及率 $= \dfrac{\text{利用人口}}{\text{人口}} \times 100$

注：とくに断らない限り，出生数，死亡数，死産数は年間の件数

付表6. 統計図表のまとめ

A. 統計図表の要素

1. 項目あるいは変数：質的データと数量データがある
2. 分類区分：質的データを分類する区分け，カテゴリーともいう．数量データでは階級分類する区分け
3. 統計値：図表に表す数値，質的データでは各分類区分の度数やパーセント，数量データでは観測値
4. 基線：零に対応する横軸
5. 目盛：統計値を読むもの，普通目盛，対数目盛など

B. 種々の統計図表のねらいと作成上の注意

	図表のねらい	作成上の注意
1. 棒 図 表 (→ 6頁)	統計値の大きさや差を比較	棒の長さで統計値を表す 棒グラフ間に間隔をおく 基線を0とするが，差の比較に重点をおくときカットを入れる
2. 円 図 表 (→ 6頁)	分類されたデータの内訳（あるいは分布）を示す	ドーナツ状にすると画きやすい 小円には表題，区分，実数などを記入
3. 帯 図 表 (→ 6頁)	円図表同様，内訳を表すが，とくに，内訳の比較や推移を示すのに便利	群間で対応する分類区分を点線で結ぶ
4. ヒストグラム (→ 93頁)	階級分類した数量データの分布の様子を示す	度数は柱の面積で表す．連続データでは柱の間隔は空けない
5. 内訳付き棒図表 (→ 8頁)	統計値の大きさと内訳の両方を同時に比較	対応する区分にはハッチングを入れ，点線で結ぶのがよい
6. 線 図 表 (→ 2頁)	順序のあるデータ，とくに，時間の推移とともに変化するデータの動きを示す	順序のないデータには用いない 目盛を省略するときカットを入れる 1つの図にいくつものグラフを画くとき，点線や破線で区別する
7. 統 計 地 図 (→ 4頁)	統計値の地理的分布を表す	ハッチングに注意
8. クモの巣図表 (→ 28頁)	多項目データ相互のパターンをみる	項目の配列は慣用のものに従うのがよい
9. 散 布 図 (→ 108頁)	2つの項目（数量データ）の間の関連性をみる	項目間に因果関係が考えられるとき，横軸に原因と思われる項目をあてる

付表 7. 正規分布表（上側確率）

a	0	1	2	3	4	5	6	7	8	9
0.0	.5000	.4960	.4920	.4880	.4840	.4801	.4761	.4721	.4681	.4641
0.1	.4602	.4562	.4522	.4483	.4443	.4404	.4364	.4325	.4286	.4247
0.2	.4207	.4168	.4129	.4090	.4052	.4013	.3974	.3936	.3897	.3859
0.3	.3821	.3783	.3745	.3707	.3669	.3632	.3594	.3557	.3520	.3483
0.4	.3446	.3409	.3372	.3336	.3300	.3264	.3228	.3192	.3156	.3121
0.5	.3085	.3050	.3015	.2981	.2946	.2912	.2877	.2843	.2810	.2776
0.6	.2743	.2709	.2676	.2643	.2611	.2578	.2546	.2514	.2483	.2451
0.7	.2420	.2389	.2358	.2327	.2297	.2266	.2236	.2206	.2177	.2148
0.8	.2119	.2090	.2061	.2033	.2005	.1977	.1949	.1922	.1894	.1867
0.9	.1841	.1814	.1788	.1762	.1736	.1711	.1685	.1660	.1635	.1611
1.0	.1587	.1562	.1539	.1515	.1492	.1469	.1446	.1423	.1401	.1379
1.1	.1357	.1335	.1314	.1292	.1271	.1251	.1230	.1210	.1190	.1170
1.2	.1152	.1131	.1112	.1093	.1075	.1056	.1038	.1020	.1003	.0985
1.3	.0968	.0951	.0934	.0918	.0901	.0885	.0869	.0853	.0838	.0823
1.4	.0808	.0793	.0778	.0764	.0749	.0735	.0721	.0708	.0694	.0681
1.5	.0668	.0655	.0643	.0630	.0618	.0606	.0594	.0582	.0571	.0559
1.6	.0548	.0537	.0526	.0516	.0505	.0495	.0485	.0475	.0465	.0455
1.7	.0446	.0436	.0427	.0418	.0409	.0401	.0392	.0384	.0375	.0367
1.8	.0359	.0351	.0344	.0336	.0329	.0322	.0314	.0307	.0301	.0294
1.9	.0287	.0281	.0274	.0268	.0262	.0256	.0250	.0244	.0239	.0233
2.0	.0228	.0222	.0217	.0212	.0207	.0202	.0197	.0192	.0188	.0183
2.1	.0179	.0174	.0170	.0166	.0162	.0158	.0154	.0150	.0146	.0143
2.2	.0139	.0136	.0132	.0129	.0125	.0122	.0119	.0116	.0113	.0110
2.3	.0107	.0104	.0102	.0099	.0096	.0094	.0091	.0089	.0087	.0084
2.4	.0082	.0080	.0078	.0075	.0073	.0071	.0069	.0068	.0066	.0064
2.5	.0062	.0060	.0059	.0057	.0055	.0054	.0052	.0051	.0049	.0048
2.6	.0047	.0045	.0044	.0043	.0041	.0040	.0039	.0038	.0037	.0036
2.7	.0035	.0034	.0033	.0032	.0031	.0030	.0029	.0028	.0027	.0026
2.8	.0026	.0025	.0024	.0023	.0023	.0022	.0021	.0021	.0020	.0019
2.9	.0019	.0018	.0018	.0017	.0016	.0016	.0015	.0015	.0014	.0014
3.0	.0013	.0013	.0013	.0012	.0012	.0011	.0011	.0011	.0010	.0010
3.1	.0010	.0009	.0009	.0009	.0008	.0008	.0008	.0008	.0007	.0007
3.2	.0007	.0007	.0006	.0006	.0006	.0006	.0006	.0005	.0005	.0005
3.3	.0005	.0005	.0005	.0004	.0004	.0004	.0004	.0004	.0004	.0003
3.4	.0003	.0003	.0003	.0003	.0003	.0003	.0003	.0003	.0003	.0002

付表 8.　t 分布のパーセント点

自由度	両側確率			
	0.100	0.050	0.020	0.010
1	6.314	12.706	31.820	63.654
2	2.920	4.303	6.965	9.925
3	2.353	3.182	4.541	5.841
4	2.132	2.776	3.747	4.604
5	2.015	2.571	3.365	4.032
6	1.943	2.447	3.143	3.707
7	1.895	2.365	2.998	3.499
8	1.860	2.306	2.896	3.355
9	1.833	2.262	2.821	3.250
10	1.812	2.228	2.764	3.169
11	1.796	2.201	2.718	3.106
12	1.782	2.179	2.681	3.055
13	1.771	2.160	2.650	3.012
14	1.761	2.145	2.624	2.977
15	1.753	2.131	2.602	2.947
16	1.746	2.120	2.583	2.921
17	1.740	2.110	2.567	2.898
18	1.734	2.101	2.552	2.878
19	1.729	2.093	2.539	2.861
20	1.725	2.086	2.528	2.845
21	1.721	2.080	2.518	2.831
22	1.717	2.074	2.508	2.819
23	1.714	2.069	2.500	2.807
24	1.711	2.064	2.492	2.797
25	1.708	2.060	2.485	2.787
26	1.706	2.056	2.479	2.779
27	1.703	2.052	2.473	2.771
28	1.701	2.048	2.467	2.763
29	1.699	2.045	2.462	2.756
30	1.697	2.042	2.457	2.750
35	1.690	2.030	2.438	2.724
40	1.684	2.021	2.423	2.704
45	1.679	2.014	2.412	2.690
50	1.676	2.009	2.403	2.678
60	1.671	2.000	2.390	2.660
70	1.667	1.994	2.381	2.648
80	1.664	1.990	2.374	2.639
100	1.660	1.984	2.364	2.626
120	1.658	1.980	2.358	2.617
∞	1.645	1.960	2.326	2.576

付表9. 乱　数　表

79 87 45 60	96 99 25 88	66 43 10 92	25 65 31 61	78 24 64 49
74 16 63 73	15 30 83 26	09 86 70 65	36 11 23 73	08 77 57 87
23 76 42 95	77 93 53 14	30 57 46 42	36 44 90 31	72 68 60 29
56 19 97 73	83 44 09 76	00 55 89 35	70 09 79 03	39 21 30 27
32 35 63 00	83 77 27 84	73 36 87 72	57 83 24 71	80 27 31 29
51 83 55 33	77 72 05 01	36 09 67 70	88 58 99 43	35 94 98 82
25 64 68 75	59 65 40 73	81 99 52 72	03 01 21 35	78 45 22 94
27 71 33 67	89 25 61 40	71 12 69 74	11 36 85 22	05 88 11 11
77 61 28 19	49 28 92 72	64 12 82 31	72 83 59 09	20 42 31 32
11 34 70 26	51 43 45 04	45 94 86 58	63 28 89 51	89 30 68 19
59 84 58 88	18 05 14 01	11 19 42 79	67 46 91 68	42 10 61 51
31 66 92 44	58 90 05 48	70 56 28 51	90 90 18 14	43 17 70 87
06 71 07 61	42 57 56 44	87 26 26 37	16 27 07 31	48 56 10 34
65 18 38 32	75 51 28 00	38 78 34 74	81 27 67 42	77 68 11 20
62 87 21 63	41 28 62 66	28 02 64 65	49 68 88 68	54 07 72 26
58 73 34 94	10 37 16 22	06 64 10 50	91 87 85 44	75 29 16 82
92 53 18 85	18 14 47 93	38 58 37 51	82 89 98 70	84 88 15 53
35 69 19 86	15 88 89 64	59 84 15 12	21 58 67 15	47 19 91 19
52 58 81 37	61 39 97 90	63 33 14 73	54 64 68 51	94 33 38 44
28 24 19 32	40 58 11 35	66 19 30 44	76 53 20 07	30 74 36 70
87 23 68 48	28 19 56 71	13 28 76 19	91 74 07 57	14 93 50 50
30 54 78 58	49 97 63 61	93 13 79 39	40 62 51 52	41 03 99 30
76 67 69 28	59 18 90 61	87 32 93 64	93 93 21 72	02 37 01 30
11 08 17 03	13 02 49 76	54 93 38 04	49 06 07 97	77 02 38 35
40 71 85 38	65 32 04 36	75 76 94 49	79 42 00 17	76 45 22 85
67 71 70 68	01 40 30 51	30 31 71 94	02 10 73 87	18 61 91 95
27 04 76 58	86 25 82 16	33 74 14 99	79 50 02 22	54 74 27 50
37 15 58 93	19 93 55 40	25 44 73 48	39 83 08 01	38 59 19 79
85 02 96 97	71 38 34 75	16 02 99 63	84 43 25 01	11 61 27 94
27 22 45 01	36 66 35 64	35 32 46 27	32 35 13 40	23 66 11 73
12 75 76 51	30 60 01 09	18 49 58 96	28 00 77 94	38 38 51 07
31 09 67 70	33 03 94 43	24 39 32 25	03 42 42 08	82 98 23 41

付表 10. 計算練習用データ(1)— 出生時体重

番号	母親年齢	妊娠週数	出産回数[#1]	性[#2]	出生時体重	番号	母親年齢	妊娠週数	出産回数[#1]	性[#2]	出生時体重
1	26歳	41	1	2	3200g	41	21歳	40	0	2	2885g
2	24	37	1	2	3385	42	26	40	1	2	3295
3	30	40	1	2	3600	43	31	39	1	1	3440
4	30	41	1	2	3310	44	28	31	1	1	1345[*]
5	24	40	1	2	3500	45	24	40	0	1	2910
6	29	40	2	1	3300	46	26	40	0	1	2930
7	22	39	0	2	3090	47	23	41	1	2	2945
8	29	40	1	2	3525	48	29	39	1	2	3635
9	27	40	1	1	3115	49	26	39	1	1	3480
10	26	41	1	2	3185	50	24	41	0	2	2630
11	24	41	0	1	3525	51	30	41	1	1	4310
12	26	43	1	2	3270	52	22	40	0	1	2965
13	29	42	2	2	3045	53	28	41	0	1	2970
14	34	39	2	1	3470	54	37	30	0	1	1810[*]
15	31	40	1	1	3710	55	23	38	0	1	2980
16	30	41	1	1	3430	56	38	40	0	1	3285
17	24	41	0	2	3055	57	27	39	1	2	2660
18	33	38	0	1	3520	58	24	40	0	2	3050
19	28	39	1	1	3280	59	34	40	1	2	3435
20	36	38	1	1	3645	60	31	42	1	2	4135
21	27	41	0	2	3190	61	28	41	0	2	3820
22	35	39	0	1	3300	62	30	36	2	1	2505[*]
23	25	41	0	1	3650	63	22	41	0	2	3190
24	26	38	1	2	2540	64	34	36	3	1	2975[*]
25	28	40	1	2	3305	65	21	41	0	2	3120
26	30	41	2	2	3500	66	29	40	2	1	3365
27	25	38	1	1	2505	67	27	40	1	1	3380
28	23	40	0	2	3040	68	25	42	1	1	3730
29	24	40	0	1	3245	69	23	41	0	2	2860
30	25	42	1	1	3655	70	22	41	0	1	2970
31	37	39	3	1	3605	71	27	41	1	2	3630
32	30	42	2	2	3250	72	23	42	0	2	2910
33	28	42	2	2	2900	73	26	40	1	2	2510
34	28	42	2	1	3550	74	31	41	1	2	3605
35	34	39	0	2	2565	75	22	39	1	2	3040
36	24	39	1	2	3530	76	22	41	0	2	2440
37	30	40	2	2	2990	77	30	38	1	2	2370
38	22	39	0	2	3240	78	30	40	2	2	3190
39	22	41	0	1	4310	79	25	43	0	2	2820
40	30	39	1	1	3155	80	28	39	1	1	2730

#1：これまでの出産回数　　#2：男1，女2　　*：早産児（妊娠37週未満）

付表 10 の続き

番号	母親年齢	妊娠週数	出産回数[1]	性[2]	出生時体重	番号	母親年齢	妊娠週数	出産回数[1]	性[2]	出生時体重
81	26 歳	42	1	2	4450g	121	23 歳	39	0	1	3340g
82	35	41	1	2	3710	122	35	41	1	2	2940
83	30	41	1	1	3735	123	29	41	1	1	2865
84	27	41	1	2	3250	124	30	42	1	2	3530
85	28	40	1	2	3230	125	29	42	0	2	3520
86	29	41	1	2	3060	126	34	40	2	2	3205
87	26	38	0	1	3115	127	29	40	2	2	3875
88	24	41	1	1	3100	128	30	39	1	1	3800
89	20	39	0	2	3240	129	27	39	0	1	3025
90	27	40	0	1	3790	130	23	41	0	2	3370
91	23	42	0	1	3200	131	31	41	2	1	3050
92	29	41	1	1	3110	132	26	40	1	1	2975
93	30	41	2	2	3285	133	30	42	2	1	3840
94	25	41	0	2	3020	134	22	40	1	1	3335
95	23	40	1	1	3110	135	26	40	0	2	2960
96	25	40	0	2	3200	136	24	38	1	1	2860
97	27	39	1	2	3160	137	24	41	1	1	3735
98	30	40	0	1	3310	138	25	40	1	1	3245
99	28	40	1	1	3015	139	25	39	0	1	3170
100	19	41	0	2	2800	140	32	40	0	2	3290
101	25	40	1	1	3640	141	22	40	1	2	2740
102	31	40	1	2	3085	142	27	40	1	2	3070
103	26	39	1	1	2480	143	25	40	1	2	2815
104	25	37	0	1	3430	144	25	40	1	1	3990
105	23	40	0	1	2920	145	32	41	1	1	3380
106	29	37	2	1	3395	146	23	41	0	2	3055
107	26	39	1	2	3170	147	25	40	0	2	3275
108	23	34	0	1	2260 *	148	21	40	0	2	3010
109	24	39	0	2	2510	149	21	41	0	2	3270
110	24	41	1	2	2740	150	23	40	0	1	2620
111	23	40	1	1	2900	151	26	40	0	2	2920
112	28	41	0	2	3420	152	28	41	1	2	2755
113	25	40	2	1	3490	153	26	39	0	1	2860
114	24	41	0	2	3540	154	30	41	1	2	3235
115	31	39	1	1	2920	155	27	41	1	1	3950
116	28	39	1	2	3755	156	22	41	0	2	2720
117	30	40	2	1	3315	157	30	40	1	2	3190
118	27	41	1	1	3965	158	26	41	1	1	4020
119	31	39	1	2	3665	159	34	40	1	2	2810
120	24	38	1	2	2780	160	25	40	1	2	2980

[1]：これまでの出産回数　　　[2]：男 1，女 2　　　*：早産児（妊娠 37 週未満）

付表 10 の続き

番号	母親年齢	妊娠週数	出産回数[#1]	性[#2]	出生時体重	番号	母親年齢	妊娠週数	出産回数[#1]	性[#2]	出生時体重
161	22 歳	41	0	2	3575g	181	32 歳	40	2	1	4255g
162	31	40	2	1	3505	182	38	40	1	1	3280
163	27	41	0	2	3255	183	21	40	1	2	3100
164	26	42	0	2	2795	184	29	39	0	1	3125
165	21	38	1	2	3135	185	31	41	2	2	3560
166	23	40	0	1	3320	186	33	37	1	1	3355
167	23	39	0	1	3460	187	32	41	1	1	3895
168	23	41	1	2	4200	188	23	39	0	2	2640
169	26	40	0	2	3290	189	26	37	1	2	2715
170	34	39	0	2	2900	190	23	36	1	2	2500 *
171	24	29	0	2	1170 *	191	25	39	0	1	2910
172	26	39	0	2	2960	192	28	40	0	2	3120
173	28	37	1	1	2740	193	25	40	1	1	2895
174	30	40	1	2	3330	194	35	39	1	1	2720
175	26	38	0	2	2650	195	27	39	0	1	3025
176	32	42	2	2	3370	196	26	39	0	2	3140
177	27	42	0	1	3100	197	30	40	2	2	3100
178	30	31	1	2	1750 *	198	33	39	0	1	3180
179	20	40	0	1	2535	199	25	40	1	1	3100
180	35	40	4	1	3925	200	27	36	1	2	2310 *

[#1]：これまでの出産回数　　　[#2]：男 1，女 2　　　*：早産児（妊娠 37 週未満）

付表 11. 計算練習用データ(2) — 健康診断データ

番号	年齢 (歳)	身長 (cm)	体重 (kg)	BMI# (kg/m²)	最大 血圧 (mmHg)	最小 血圧 (mmHg)	血色素 (g/dL)	総蛋白 (g/dL)	総コレス テロール (mg/dL)	中性 脂肪 (mg/dL)	HDLコレ ステロール (mg/dL)
1	49	165.5	54.2	19.8	116	74	15.6	6.9	184	153	40
2	57	163.3	72.7	27.3	132	84	16.0	7.0	167	150	50
3	34	166.2	59.3	21.5	112	68	14.8	6.8	163	83	39
4	35	175.8	66.8	21.6	126	76	14.8	6.9	185	125	45
5	63	160.1	63.6	24.8	170	98	12.2	6.8	167	50	43
6	52	172.2	68.3	23.0	148	98	15.4	6.8	170	170	50
7	68	152.1	46.6	20.1	116	72	14.4	6.9	241	145	56
8	32	175.3	66.8	21.7	112	64	14.8	7.3	168	88	46
9	42	162.4	62.6	23.7	112	74	13.8	6.8	234	125	37
10	55	170.2	69.4	24.0	124	68	14.0	7.1	194	61	47
11	54	166.4	54.2	19.6	144	92	13.4	8.1	135	51	92
12	52	173.2	76.2	25.4	112	76	16.0	7.2	198	177	41
13	60	159.3	67.2	26.5	136	86	14.8	7.1	211	340	35
14	60	161.3	56.3	21.6	110	78	15.6	7.8	238	150	34
15	55	170.1	77.8	26.9	126	96	15.4	7.6	206	234	36
16	49	160.1	66.6	26.0	142	100	13.8	7.7	169	93	44
17	45	165.3	67.5	24.7	134	82	12.8	7.6	182	150	43
18	56	167.8	74.5	26.5	162	88	16.4	7.8	204	300	71
19	41	168.0	57.1	20.2	118	74	14.8	7.8	171	92	64
20	45	165.8	64.9	23.6	108	74	14.8	7.2	202	77	55
21	55	155.6	58.7	24.2	114	64	14.4	7.3	240	128	47
22	36	170.1	65.2	22.5	112	68	15.0	7.0	157	248	46
23	60	160.3	66.8	26.0	122	82	13.8	7.3	172	150	48
24	44	169.2	60.3	21.1	118	68	14.4	7.6	190	173	43
25	45	167.4	62.6	22.3	122	72	14.4	6.9	182	123	39

データは，健康診断を受診した男のものである.

#：BMI ＝（体重 kg）／（身長 m）²

付表 11 の続き

番号	年齢 （歳）	身長 (cm)	体重 (kg)	BMI# (kg/m²)	最大 血圧 (mmHg)	最小 血圧 (mmHg)	血色素 (g/dL)	総蛋白 (g/dL)	総コレス テロール (mg/dL)	中性 脂肪 (mg/dL)	HDLコレ ステロール (mg/dL)
26	53	158.9	58.5	23.2	172	90	13.2	6.8	197	51	71
27	43	156.1	53.7	22.0	122	80	14.4	7.7	178	205	50
28	38	178.8	62.2	19.5	140	94	13.4	7.3	143	51	55
29	49	164.0	65.1	24.2	112	80	15.4	7.3	201	95	43
30	50	157.0	58.7	23.8	128	72	14.8	7.0	205	81	46
31	49	159.0	64.4	25.5	132	84	14.8	7.8	228	120	76
32	31	168.0	53.4	18.9	122	82	13.8	6.6	143	74	49
33	33	177.8	71.0	22.5	118	82	16.0	7.0	191	113	57
34	55	160.0	57.5	22.5	126	80	13.4	7.0	177	122	37
35	36	160.0	56.4	22.0	136	88	15.6	7.1	165	130	64
36	38	164.0	51.0	19.0	114	68	16.4	7.2	165	85	67
37	47	173.5	75.8	25.2	130	84	14.8	7.3	161	150	48
38	40	169.3	68.7	24.0	114	74	16.0	6.6	226	425	49
39	41	163.6	57.0	21.3	104	68	15.0	7.3	153	138	37
40	44	168.0	63.0	22.3	124	80	14.4	7.7	171	62	65
41	39	166.2	60.8	22.0	112	72	14.4	6.6	208	73	91
42	39	166.7	69.0	24.8	110	70	15.4	7.2	233	124	50
43	38	168.0	70.0	24.8	122	90	14.8	7.2	234	241	46
44	34	167.9	54.8	19.4	112	60	14.4	6.8	153	133	54
45	63	168.3	64.3	22.7	122	88	13.4	6.8	158	96	37
46	54	163.1	56.2	21.1	148	82	14.0	7.8	161	92	36
47	49	160.8	65.4	25.3	122	78	16.6	7.1	152	196	42
48	63	162.2	65.9	25.0	140	90	16.0	7.3	170	109	45
49	38	168.7	57.2	20.1	116	70	13.8	7.2	136	55	63
50	62	161.3	56.5	21.7	132	76	14.4	7.2	224	114	54

データは，健康診断を受診した男のものである.

#：BMI ＝（体重 kg）／（身長 m)²

付図 1. 県境白地図

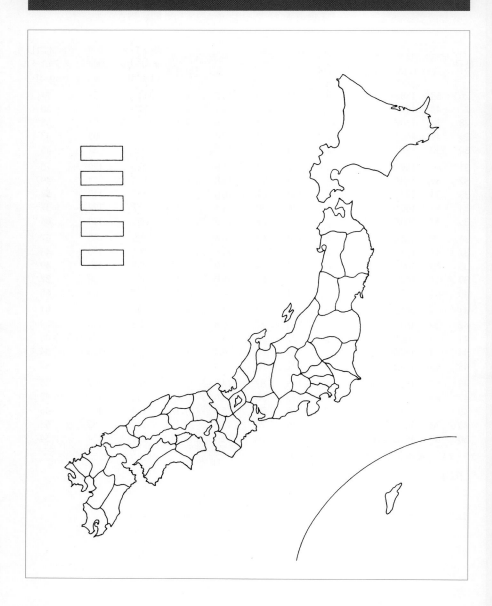

付図 2. 片対数方眼紙

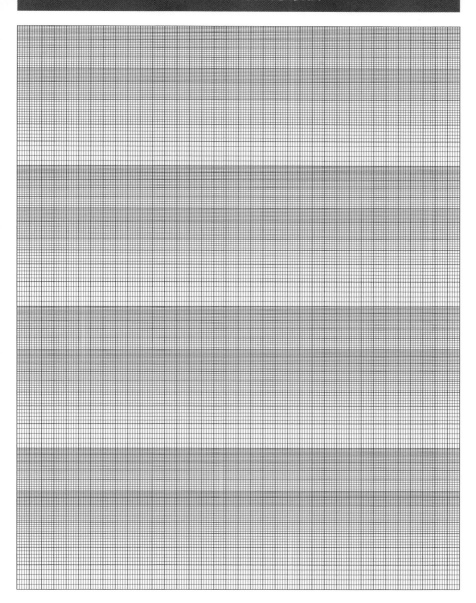

付図3. 正規確率紙

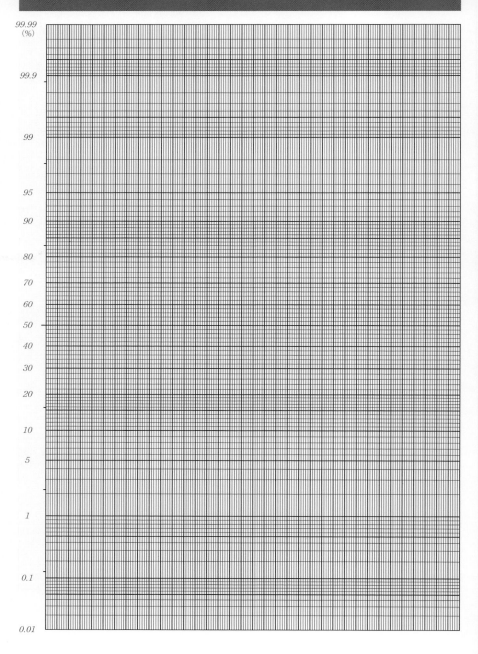

索　　引

保健統計・疫学

		© 2023
1995 年 2 月 10 日	1 版 1 刷	
2018 年 8 月 1 日	6 版 1 刷	
2021 年 2 月 10 日	3 刷	
2023 年 8 月 1 日	7 版 1 刷	

著　者
ふくとみかず お　　　　はしもとしゅう じ
福富和夫　　橋本修二

発行者
株式会社 南山堂　代表者 鈴木幹太
〒113-0034　東京都文京区湯島 4-1-11
TEL 代表 03-5689-7850　　www.nanzando.com

ISBN 978-4-525-05337-6

A0533710701-A